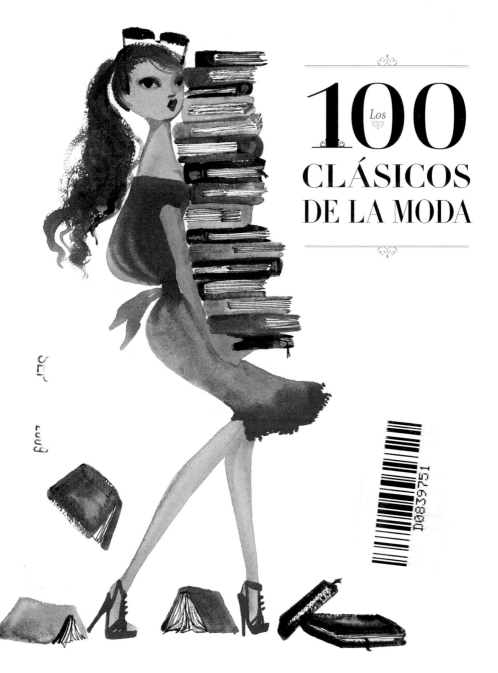

Los 100

CLÁSICOS
DE LA MODA

TAMBIÉN POR

NINA GARCÍA

E ILUSTRADO POR

RUBÉN TOLEDO

EL LIBRO DE LA MODA

Nina García

ILUSTRADO POR

RUBÉN TOLEDO

Traducido del inglés por Rosana Elizalde

 rayo *Una rama de* HarperCollins*Publishers*

Los 100

CLÁSICOS
DE LA MODA

UNA GUÍA DE ARTÍCULOS

QUE TODA MUJER CON ESTILO

DEBE POSEER

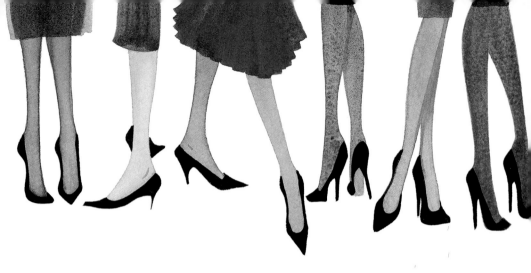

Los libros de HarperCollins pueden ser adquiridos para uso educacional,
comercial o promocional. Para recibir más información, diríjase a: Special
Markets Department, HarperCollins Publishers, 10 East 53rd Street,
New York, NY 10022.

Diseño del libro por Shubhani Sarkar

Este libro fue publicado originalmente en inglés en el año 2008 por
Collins Living, una rama de HarperCollins Publishers.

PRIMERA EDICIÓN RAYO, 2008

Library of Congress ha catalogado la edición en inglés.

ISBN-13: 978–0–06–172544–9

09   10   11   12   13   DIX/RRD   10   9   8   7   6   5   4   3   2   1

Gotas de lluvia sobre rosas y bigotes de gatitos
Pavas de cobre brillante y mitones de lana abrigaditos
Paquetes de papel estraza atados con cinta
Estas son algunas de mis cosas favoritas…

"MY FAVORITE THINGS",
RODGERS Y HAMMERSTEIN,
DE *THE SOUND OF MUSIC*

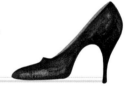

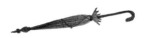

Contenido

Nota de la autora

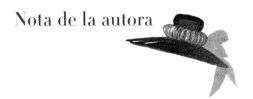

S I ENTRARAS A mi guardarropa en este momento, ¿qué verías? Organizadores con muchos zapatos y estantes llenos de carteras. Montones de camisetas blancas marca Hanes y suéteres de cachemira negra. Una hilera de vestidos negros y un estante dedicado enteramente a los *jeans*. Encima de todo, verías una enorme y horrible lona impermeable. Estoy en plena remodelación del apartamento, que debería haber terminado en noviembre de 2006. Ahora estamos en marzo de 2008. Mi esposo, mi hijo y yo hemos estado refugiándonos en un lugar a unas cuadras del apartamento. De vez en cuando, vuelvo a la carrera, atravieso el polvo y los escombros, voy hasta mi viejo guardarropa, levanto la lona impermeable y agarro una o dos prendas.

En estos últimos meses, debo de haber vuelto al apartamento alrededor de cien veces. Y pronto caí en la cuenta de que tenía la respuesta a las preguntas que las mujeres siempre me hacen: ¿cuáles son las prendas imprescindibles? ¿Cuáles son las prendas que no podemos dejar de tener? Bueno, para mí, son aquellas que fui a recoger, aquellas por las cuales caminé sobre el polvo y los escombros —son las prendas sin las cuales *simplemente no puedo vivir.*

Y ¿por qué?

Porque esas prendas han persistido temporada tras temporada. Han estado conmigo en las buenas y en las malas. Cuando las tendencias de la moda empiezan a cambiar, estas son las prendas a las que siempre puedo recurrir con confianza. Cada una de ellas me ha reconfortado cuando he estado abatida después de haber pasado un mal día, y cada una, a su vez, me ha hecho sentir sensacional después de un día pleno, lo cual ha elevado la confianza que tengo en mí misma a alturas fabulosas. Cada una de ellas tiene un lugar especial en mi corazón. Cada una representa el *yin* y *yang* de mi estilo personal.

Sencillamente, estas prendas me hacen sentir *clásica*. No hay nada que se iguale a sentirse así. De ningún modo. Nunca.

En los años que he sido directora de moda, he visto muchas tendencias que van y vienen, pero también he sido testigo de las prendas que siempre forman parte de la rotación. Algunas prendas pueden quedar fuera de esta rotación por un año o dos (o tal vez un poquito más), pero siempre regresan. Tal vez cambie el color, la tela, el diseñador o la marca, pero las prendas que aparecen en este libro siempre han formado la columna vertebral de la moda y, una vez adaptadas o editadas a una misma, cada una ha sido una pieza fundamental de mi estilo.

Pero la clave es saber adaptar o editar de acuerdo con tu propio estilo.

Es importante que todas las mujeres que lean este libro sepan que he adaptado y editado cada prenda que aparece aquí a *mi* estilo, *mi* cuerpo, *mi* personalidad. Desearía que tú hicieras lo mismo. Este libro está diseñado para ser una especie de lista de compras o guía para conocer las prendas que siento que toda mujer debería tener, pero ciertamente no pretende servir como la última palabra. No hay una lista *definitiva*, ya que iría contra la mismísima naturaleza de la moda y el estilo, y la rebeldía frenética inherente a una mujer verdaderamente elegante que camina por la calle con esa mezcla perfecta e inesperada de color y telas. El estilo es riesgosamente impredecible. Lo que he hecho aquí es darle a toda mujer una base que pueda considerar. Esta lista sirve como un estándar de prendas que han persistido a pesar del tiempo y las temporadas, las modas pasajeras y las tendencias.

De modo que cuando leas *Los 100 clásicos de la moda*, espero que recuerdes el principio establecido en mi primer libro, *El libro de la*

moda: **El estilo es algo profundamente personal que expresa quién eres, y cada vez que te vistes, reafirmas una parte de ti misma.** Recuerda esto mientras lees este libro y mientras figuras cuáles serán tus cien clásicos.

Por lo tanto, si no adaptas aunque sea algunas de las prendas que aparecen en este libro a *tu* estilo personal, no estás participando en el juego del estilo. Sabes, no importa la forma en que te veas a ti misma en cuanto a tu estilo personal, todas dependemos de algunas prendas que realmente sirven como nuestros pilares de moda y estilo. Las siguientes prendas sirven como mis pilares. Apuesto a que muchas de estas prendas podrían ser (¡o deberían ser!) tus pilares también.

De modo que, con esto dicho, te entrego la lista de las cien prendas esenciales para mí. Desde el vestido de línea A hasta los tenis Converse, desde el anillo de cóctel al vestidito negro, estas son las prendas que han superado la prueba del tiempo —tanto conmigo misma como también en la industria de la moda a la que he dedicado mi vida profesional, a la que siempre he amado y que siempre me ha inspirado. Todas estas prendas son muy personales —o sea, que leer este libro es como si tuvieras acceso a mi propio guardarropa. Y, como toda mujer sabe, compartir el contenido de tu guardarropa es casi como contarle tus más íntimos secretos a tu mejor amiga: su reacción puede sorprenderte. Con un poco de suerte, mis *100 clásicos de la moda* harán exactamente eso.

Chicas, en sus marcas,

Nina

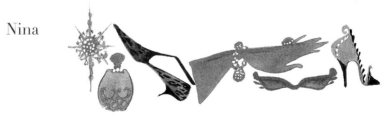

P.D. La que muera con el mayor número de zapatos de tacón aguja gana.

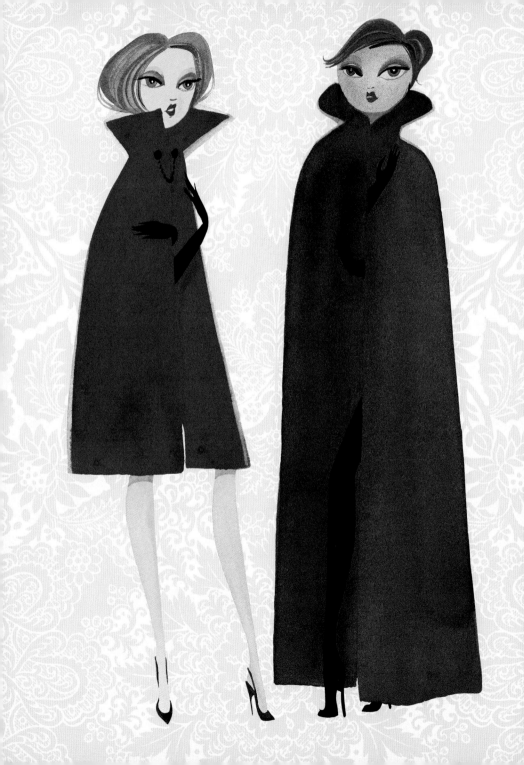

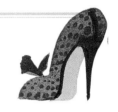

...Cuando el perro muerde
Cuando la abeja pica
Cuando me siento triste
Simplemente recuerdo mis cosas favoritas
Y ya no me siento tan mal.

TAMBIÉN DE "MY FAVORITE THINGS",
RODGERS AND HAMMERSTEIN,
DE *THE SOUND OF MUSIC*

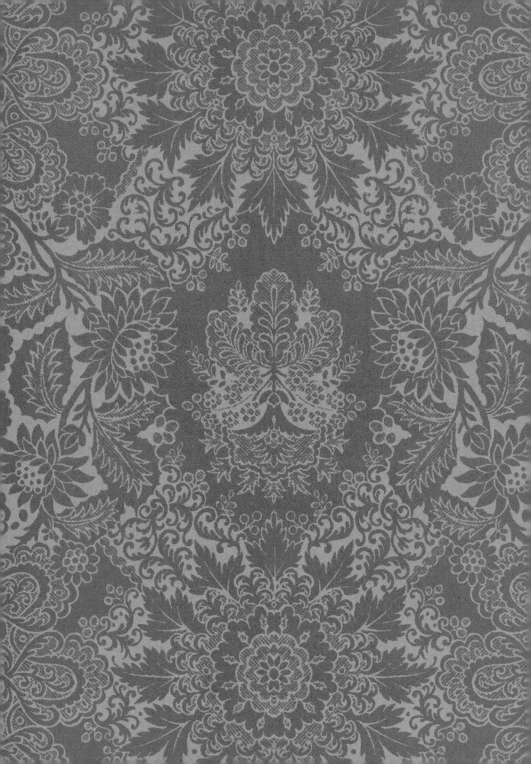

Los 100
CLÁSICOS
DE LA MODA

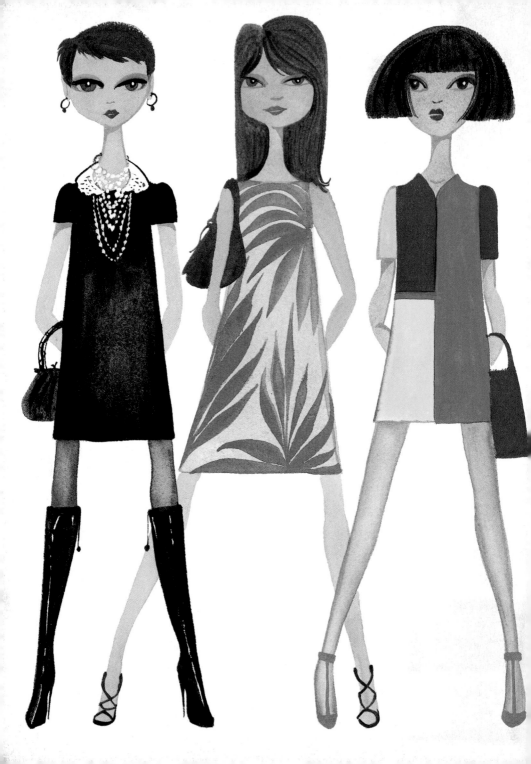

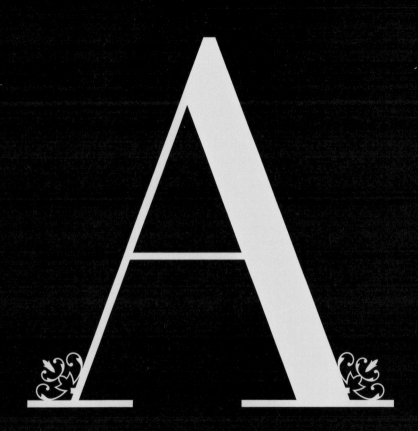

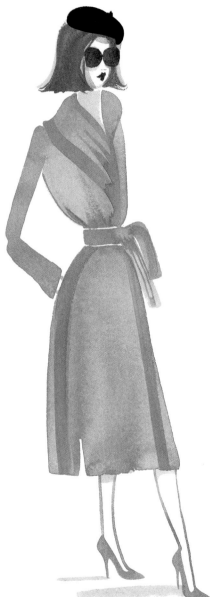

1.
Abrigo color camello

U N AUTÉNTICO ABRIGO clásico que luce tanto elegante como caro si el color es el correcto (habano dorado con trasfondo color rojo o marrón claro). El abrigo color camello se ha convertido en el abrigo supremo de la zona lujosa de la ciudad que permite que las mujeres le brinden un aire distinguido a sus *jeans*. También le aporta un aspecto urbano a un conjunto enteramente blanco o negro. Pero este abrigo no es únicamente para el círculo sofisticado. Todas las chicas deberían tener un abrigo color camello para esos días de invierno en que necesitan una alternativa para el abrigo negro, y para aquellas noches en que quieren sentirse como chicas lujosas.

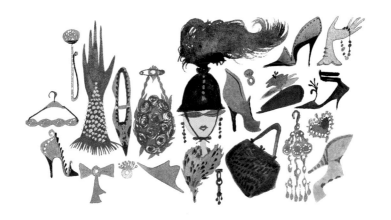

AH, EL LUJO...

- El color camello es un color cálido, rico, que combina de manera fantástica con negro, blanco, marrón.
- Calvin Klein, Ralph Lauren y Michael Kors siempre hacen versiones maravillosas de este abrigo.
- Si quieres invertir, busca un abrigo de pelo de camello genuino.

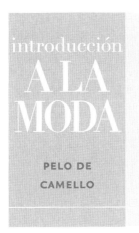

introducción
A LA MODA

PELO DE CAMELLO

El pelo de camello es literalmente hecho del pelo caído del camello. Los recolectores siguen la manada de camellos y recogen el pelo que van soltando los animales. El pelo más preciado viene de Mongolia y del Golfo Pérsico. El pelo de camello a menudo es mezclado con lana para rebajar el costo. Cuando se usa una mezcla de pelo de camello y otra fibra, esto se indica en la etiqueta; si la prenda está hecha exclusivamente de pelo de camello es probable que aparezca un dibujo de un camello en la etiqueta. Asegúrate de siempre verificar la etiqueta.

2.
Alhajas de turquesa y coral

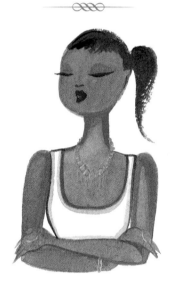

A MENUDO SE OYE decir que la turquesa "ha vuelto" pero, en mi opinión, la realidad es que nunca ha pasado de moda. ¿Acaso hay alguna temporada en la que un anillo, un collar o una pulsera de turquesa no atraiga la atención de los medios o gane halagos cautivadores? Un collar impactante (#35) de turquesa siempre será el complemento perfecto para un vestidito blanco (#91) y un bronceado de verano. Y durante el invierno, cuando todas se visten de negro y tienden a usar alhajas de oro sencillas, algunas vueltas largas de turquesa harán que tu atuendo resalte. Además de ser tan chic, también se dice que la turquesa tiene propiedades curativas. Sin duda la turquesa parece hacerme sentir mejor cada vez que la uso.

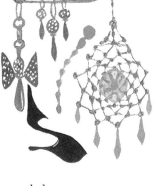

- La turquesa luce grandiosa cuando se acompaña con el coral. Se dice que el coral tiene el poder de hacer desaparecer el mal de ojo. Cuando te pongas la turquesa y el coral juntos, serás una fuerza formidable.
- La turquesa siempre parece decir "verano", pero dado que a mí me encanta romper las reglas, pienso que también luce increíble durante el invierno.
- Cuando vayas a comprar alhajas de turquesa trata de hacerlo por el sudoeste de América, Méjico o India, pues allí encontrarás turquesa maravillosa.
- Busca turquesa que tenga un color profundo. La turquesa de alta calidad es opaca, mientras que la de baja calidad es translúcida.

DATOS DIVERTIDOS

- Las joyas de turquesa se remontan al 6000 AC.
- La turquesa se forma después de millones de años, de agua que gotea a través de rocas que contienen minerales como cobre y aluminio.
- La turquesa es una piedra sagrada para los indígenas de Norteamérica y los tibetz dicen que aumenta la claridad mental y espiritual, la sabiduría, la confianza, la amabilidad y el entendimiento.

3.
Alpargatas

STE ES EL zapato supremo del verano. Cuando sucede lo imposible y el invierno se convierte en verano en cuestión de veinticuatro horas, debes de tener un par de alpargatas listas para usar con un vestido de verano, unos *jeans* blancos o un caftán. La alpargata, un zapato de origen español y portugués, se caracteriza por la suela, que es hecha de cuerdas retorcidas y cocidas a un género resistente. La alpargata chata originalmente fue usada por campesinos, guerreros y pescadores del Mediterráneo. Las alpargatas de hoy son de tacón alto y obviamente no funcionarían bien en una guerra o en un viaje de pesca serio. Christian Louboutin hace la versión más lujosa, y sigue siendo de un estilo altamente codiciado temporada tras temporada.

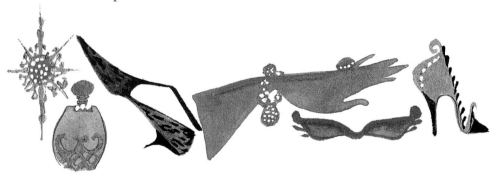

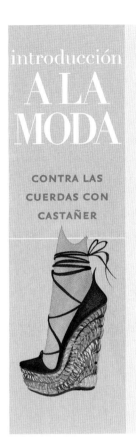

introducción
A LA
MODA

CONTRA LAS
CUERDAS CON
CASTAÑER

Las alpargatas no entraron en la alta costura o en el mundo del tacón alto hasta los años sesenta cuando Yves Saint Laurent se encontró con Isabel Castañer en una feria de comercio en París. La ahora famosa compañía española de zapatos Castañer había estado fabricando alpargatas desde 1776, pero estaba a punto de cerrar sus puertas. Ya no había un mercado para la alpargata, que había comenzado como un zapato chato y sin pretensiones para los campesinos. Yves Saint Laurent se acercó y le preguntó a Castañer si podían hacer una alpargata con tacón alto. Ese pedido salvó la compañía. Nadie había pensado antes en una alpargata con tacón alto, pero una vez que llegó al mercado, el zapato despegó. Hoy en día, la marca es legendaria en España y en todo el mundo. También es claramente la favorita entre el círculo de la moda, ya que tanto Yves Saint Laurent como Louis Vuitton y Donna Karan le han encargado a Castañer que les fabrique alpargatas.

Yo sólo les quiero hacer ver que no
me han quebrantado.

MOLLY RINGWALD EN *PRETTY IN PINK*

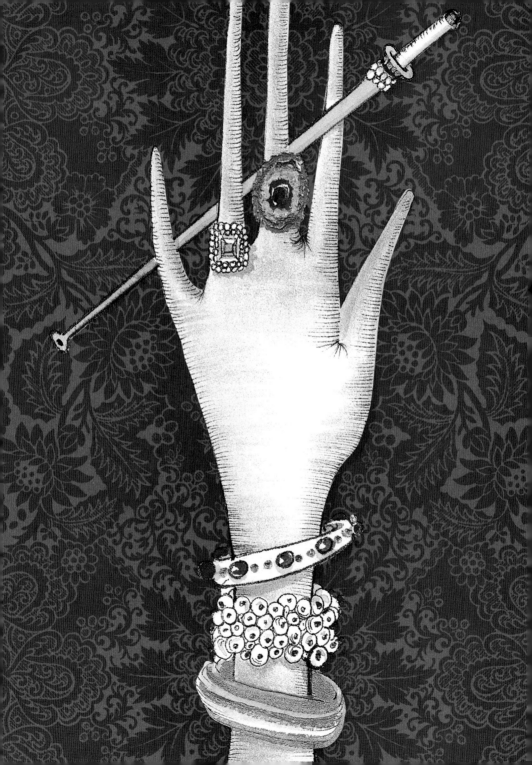

4.
Anillo de cóctel

AGITÁNDOLO EN UNA fiesta mientras cuentas una historia, haciéndolo brillar mientras posas sobre la alfombra roja, girándolo cuando simulas ser tímida —no cabe duda, el anillo de cóctel es una de las mejores formas de mostrar que tienes estilo. Se trata del tamaño y de anunciar tu presencia. Y un gran anillo de cóctel no tiene que ser auténtico —en algunos casos, un gran anillo *vintage* falso es hasta preferible. Las mujeres adineradas admiten que usar una alhaja de fantasía es casi mejor que llevar puesta una reliquia grande y cara. Lucir distintivamente no tiene que ver con el costo de un anillo de cóctel. Tiene que ver con ser contundente, atrevida e innovadora.

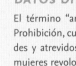

DATOS DIVERTIDOS

El término "anillo de cóctel" apareció durante la Prohibición, cuando las mujeres lucían anillos grandes y atrevidos cuando iban a fiestas ilegales. Las mujeres revoloteaban las manos, atrayendo la atención hacia su chuchería, para hacer saber que no sólo estaban bebiendo ilegalmente sino que también lo estaban haciendo con estilo.

LOS FAVORITOS DE UNA EDITORA DE MODA

CLÁSICO

- Victoire de Castellane para Christian Dior. Una diseñadora ocurrente y genial con una imaginación desenfrenada. Sus creaciones tienen *glamour* y son audaces, ingeniosas y exuberantes. Dice: "Me gustan las cosas extravagantes... Lo común no me interesa para nada". ¡Esta es una buena regla general para observar en cuanto a los anillos de cóctel!
- H. Stern. Hace anillos grandes de piedras semipreciosas —un favorito entre las celebridades, pero H. Stern siempre introduce algunos anillos a un nivel de precios más bajo para la clientela joven.
- Tony Duquette. Hace anillos extravagantes de piedras preciosas. Duquette fue un espléndido diseñador de interiores que trajo brillo y ampulosidad a sus diseños de joyas.
- Stephen Dweck. Es amado por sus anillos y joyas, los cuales son inspirados por el arte y la naturaleza. Colecciona piedras de todo el mundo para crear piezas exclusivas.
- David Webb. Lo que caracteriza un anillo David Webb son los colores vibrantes, los diseños llamativos y, a menudo, los animales exóticos (piensa en un anillo grande de oro en forma de un puma con ojos de esmeralda). Todas las joyas David Webb tienen la calidad de una reliquia.

ENFOQUE MODERNO

- Loree Rodkin. Hace anillos enormes estilo *punk* o medieval que van sobre el nudillo. Para la roquera chic (bueno, la que sea *bastante* rica).
- Chrome Hearts. Éstos son anillos de plata estilo gótico.
- Stephen Webster. Hace anillos para las chicas "malas". Sus diseños incluyen calaveras, esqueletos e inscripciones irónicas.

KENNETH JAY LANE, EL GRAN IMPOSTOR

Kenneth Jay Lane es el rey de las alhajas de fantasía. Para cada estilo de anillo mencionado anteriormente, él tiene una imitación maravillosa. Las mujeres siempre lo han amado. Jackie O., Audrey Hepburn y Diana Vreeland fueron grandes fanáticas. Ha sido exitoso por décadas y hoy en día sus joyas falsas son codiciadas tal como si fueran reales. No cabe duda que son piezas que hay que tener.

ANILLOS PARA TINTINEAR

CUANDO BUSQUES UN ANILLO DE CÓCTEL:

- EL TAMAÑO IMPORTA. Busca algo grande o ni te molestes. Busca un anillo de cinco quilates o más. Cuanto más grande y llamativo, mejor.
- ES ACEPTABLE LUCIR IMITACIONES. Aún las mujeres ricas usan joyas de fantasía.
- SÉ DRAMÁTICA. Se supone que el anillo de cóctel debe anunciar tu presencia, permitir el inicio de una conversación y representar un poco de tu personalidad.

5.
Aretes de diamante

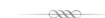

PROCURA QUE TUS aretes de diamante sean grandes, auténticos y un obsequio. Pero recuerda que también es aceptable si tus aretes son grandes, de fantasía y comprados por ti misma (si pierdes uno, no querrás matarte). Son aretes perfectos para el uso diario, ya que agregan un poquito de brillo sin ser desagradablemente ostentosos. No hay muchos atuendos con los que no vayan bien.

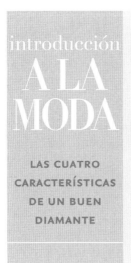

introducción
A LA
MODA

LAS CUATRO
CARACTERÍSTICAS
DE UN BUEN
DIAMANTE

- **Color.** Los diamantes más valiosos tienen una cantidad negligente de color o, lo cual es preferible, carecen totalmente de él.
- **Corte.** Se refiere a cuán habilidosamente ha sido elaborada la faceta del diamante, no a la forma. Debe ser simétrico y proporcional.
- **Claridad.** Los diamantes más valiosos, por supuesto, no tienen defectos. Las imperfecciones en la superficie se llaman manchas, y las fracturas internas son llamadas inclusiones.
- **Quilate.** La medida de peso del diamante. Un quilate equivale a 200 miligramos.

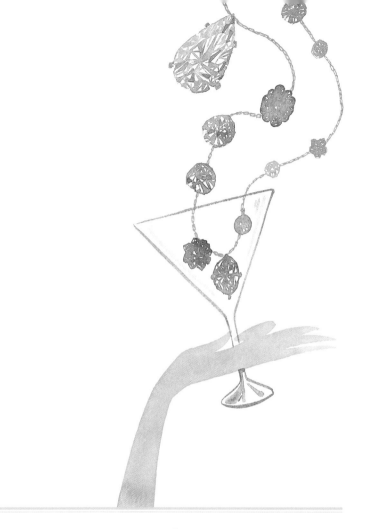

No me interesa cazar fortunas de oro…
yo quiero diamantes.

6.

Argollas

———— ∞∞ ————

LAS ARGOLLAS SON un viejo recurso para el día o la noche. Tal como los aretes de diamante, no es necesario que las argollas sean reales para que cumplan su función. Pueden comprarse a cualquier precio y en una variedad de estilos y tamaños. Procura usar argollas de plata o de oro exclusivamente. Por lo general, cuanto más delgadas sean, mejor. Pero recuerda que hay una correlación total entre la argolla delgada y grande y la argolla gruesa y pequeña. La argolla delgada y grande de oro luce más sexy y juvenil. La argolla gruesa y pequeña luce más clásica y sofisticada. En cuanto a las argollas que parecen aldabas gruesas y grandes, olvídalas rotundamente. Bueno, a menos que seas una bailarina para un artista.

TIRO AL ARO

· Elige argollas que tengan buena proporción con tu rostro, tu cabello, tu escote.
· Las argollas grandes y delgadas son las más sexy.

SECRETOS DE LA INDUSTRIA:
MIS FAVORITOS

- Las argollas de Dean Harris son consideradas el Rolls Royce de todas las argollas. Éstas delgadas pero refinadas argollas hermosas son codiciadas por todo editor de moda.
- XIV Karats es una tienda en Beverly Hills que vende argollas de oro y de plata en todos los tamaños imaginables. Si quieres ser igual de neurótica acerca del ancho de tus aros, como lo es una editora de moda, este es el lugar para ti.
- Jacob the Jeweler ofrece las mejores versiones de argollas hechas de diamantes *pavé*. Recuerda que cuanto más delgadas sean, mejor.

Siempre puedes determinar qué
clase de persona piensa que eres un hombre
por los aros que te regala.

AUDREY HEPBURN

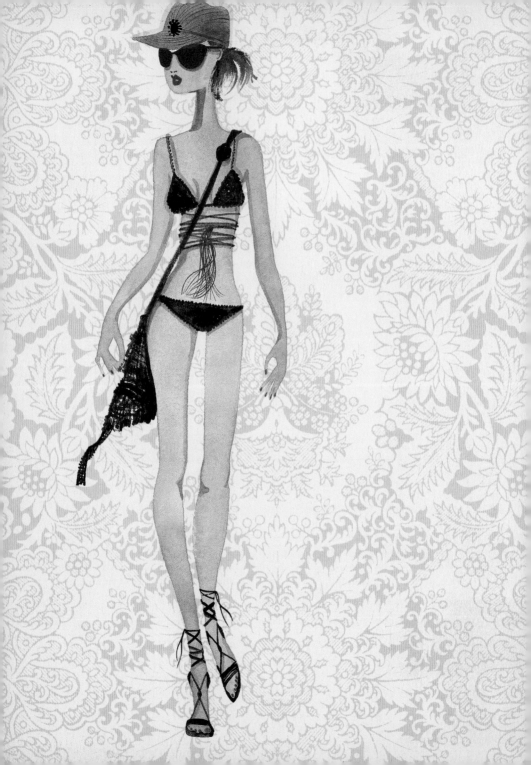

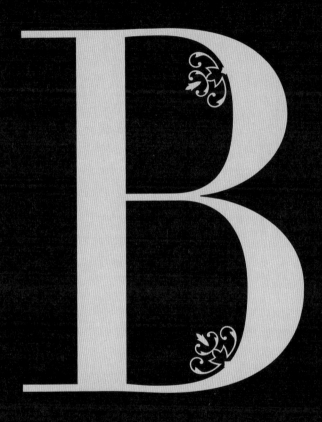

7.
Bata

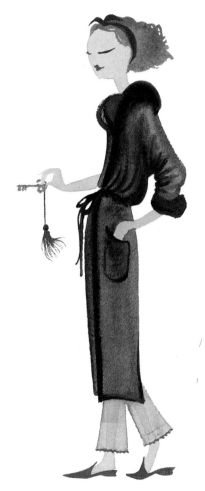

NA BATA DE seda es una prenda esencial que puedes usar tanto después de bañarte o por la mañana. Siempre debes tener puesta tu mejor bata por si te quedas fuera de tu apartamento accidentalmente. Siempre admiro a las mujeres que lucen bien en su ropa de holgazanear. Suelen ser las mujeres que pueden perder la llave de su habitación en un hotel y caminar con todo *glamour* hacia el lobby sin pensarlo dos veces. (Nota: usualmente tienen puestos unos buenos pijamas debajo y unas pantuflas que hacen juego). No hay necesidad de sentir vergüenza o bochorno. Hasta pueden incluso detenerse en el bar del lobby, si así lo desean. Me gustaría creer que todas podemos ser así, y todo lo que se requiere es tener una buena bata de seda (y los pijamas y las pantuflas). No es tan difícil, ¿verdad?

¡PONTE LA BATA!

- Algodón, cachemira y seda son las tres telas estándar para una buena bata. Ni consideres la tela de toalla, ¡y menos la felpilla (o sea, el *chenille*)!
- Cuando elijas una bata de seda, asegúrate de que sea sencilla. No debe llevar flores, puntilla o motivos o parecerás paciente de una clínica mental.
- Si quieres una opción verdaderamente sexy, entonces usa una bata de seda de hombre. La gente se preguntará qué andabas haciendo antes.
- Considera usar un quimono de seda de época, el cual puedes conseguir en Chinatown. Por supuesto que si optas por usar un quimono, entonces ¡las flores sí están permitidas!
- Ni te atrevas a ponerte una bata de tela de toalla que sea cinco tallas más grande que la tuya, pues te hará lucir como si tuvieras veinte libras de más. Eso está mal, mal, mal.
- ¿Dónde puedes comprar una buena bata? Ver Pijamas (#69)

Dame mi bata, ponme mi corona;
tengo deseos inmortales dentro de mí.

CLEOPATRA,

DE *ANTONY AND CLEOPATRA* DE WILLIAM SHAKESPEARE

8.
Biquini

L A CLAVE PARA lucir un biquini es autoestima, autoestima, autoestima. Las chicas que mejor lucen sus biquinis no son necesariamente las que tienen cuerpos perfectos, pero sí tienen actitudes perfectas. Ellas reconocen que no deben preocuparse por su imagen cuando son tan afortunadas de poder disfrutar de una piscina o el mar, pues esta es una de las cosas que menos estilo tiene en el mundo.

Cuando vayas a comprar un biquini ten presente que los espejos en los vestidores no son muy confiables que digamos y la iluminación nunca es la mejor. Es una situación desagradable y deberías ir con tu hermana o mejor amiga de modo que puedan recordarse mutuamente que, con un buen bronceado y una bebida en mano, lucirán increíbles.

BELLEZAS DE BAÑO

1. Procura comprar un biquini de color sólido y sofisticado (negro, azul marino, gris, marrón, blanco). Deja los estampados y los colores divertidos para las chicas de quince años.

2. El biquini pequeño se asienta mejor al cuerpo. Nunca debería ser demasiado grande, especialmente la braguita (o la parte de abajo), ya que se fruncirá, o colgará, y se verá terrible. Debes sentirte cómoda cambiando y

combinando distintas braguitas, no te tienes que guiar por ninguna regla. El momento del biquini es el momento del biquini. Y eso es suficiente.

MIS FAVORITOS

Hay bastantes diseñadores que realmente saben cómo hacer un traje de baño maravilloso. Lo que los distingue es la calidad de la Lycra (gruesa y durable), los colores puros y vibrantes y los soportes de alta calidad. Éstas características son las que debes tener en cuenta cuando vayas a comprar un traje de baño. Aquí están mis marcas favoritas:

· Onda de Mar
· Rosa Cha
· Eres
· Ralph Lauren
· Tomas Maier

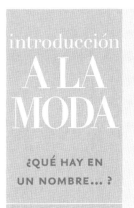

introducción
A LA
MODA

¿QUÉ HAY EN
UN NOMBRE... ?

El biquini obtuvo ese nombre porque fue lanzado en el mismo momento en que comenzaban las pruebas nucleares en Bikini Atoll. Los inventores franceses, el ingeniero Louis Réard y el diseñador de modas Jacques Heim, nombraron sus creaciones "biquini" ya que pensaron que podrían producir una reacción explosiva. Qué hombres tan brillantes. Tenían razón.

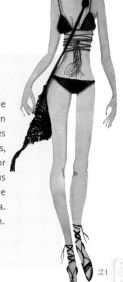

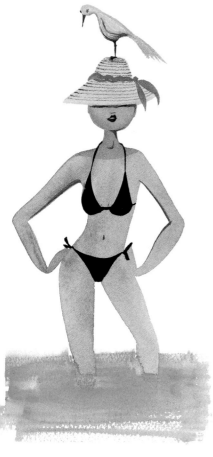

- 1957: Brigitte Bardot retozaba en la playa mientras lucía un biquini en la película *And God Created Woman*. El mundo lo notó y el biquini se convirtió en una prenda codiciada.
- 1960: Debutó la canción "Itsy Bitsy Teeny Weenie Yellow Polka Dot Bikini". Las ventas de biquinis se dispararon.
- 1962: Ursula Andress llevó puesto un biquini con cinturón blanco en la película de James Bond, *Dr. No*. El mundo tembló y se agitó.
- 1964: Se introduce en Europa el *monokini* (o sea de una pieza, pero todavía mostrando bastante piel). El Vaticano lo censura. Los americanos llaman a sus agentes de viaje.
- 1982: Phoebe Cates sale de la piscina luciendo un biquini rojo en *Fast Times at Ridgemont High*. Los adolescentes oprimen el botón *rewind*. Para poder ver la escena una y otra vez.
- 1983: Carrie Fisher lució un bikini dorado en *Star Wars: Return of the Jedi*. Los adolescentes oprimen *rewind*. De nuevo, para poder ver la escena una y otra vez.
- 2002: Halle Berry se puso un biquini con cinturón color anaranjado en la película de James Bond, *Die Another Day*. El mundo tembló y se agitó una vez más.

9.
BlackBerry

EL BLACKBERRY TAMBIÉN es conocido como el "Crack-Berry" por lo adictivo que es. Es el arma de la chica moderna. Le permite hacer ofertas en eBay mientras camina por la calle, planificar su ruta de compras para lograr productividad máxima y aún recibir sus mensajes cuando se da una escapadita del trabajo para examinar los estantes de liquidación. También le permite chequear Perez Hilton y *Fashion Week Daily* mientras espera que llegue su cita para el almuerzo, el momento de abordar su avión, que abran los negocios, etc.

Es un accesorio fundamental que te permite contactar a los que amas y te permite permanecer conectada al mundo entero.

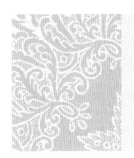

DATOS DIVERTIDOS

El término "CrackBerry" se volvió tan popular que en noviembre de 2006 se convirtió en la Nueva Palabra del Año del *Webster's New World College Dictionary*.

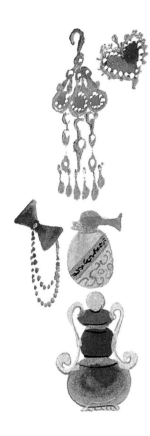

MIS SITIOS WEB FAVORITOS

PARA ACTUALIZACIONES SOBRE CELEBRIDADES

- pinkisthenewblog.com
- perezhilton.com
- jossip.com

PARA ACTUALIZACIONES SOBRE MODA

- fashionweekdaily.com
- style.com
- fashionista.com
- fabsugar.com
- bagsnob.com

PARA AHORRAR (Y DERROCHAR) AL HACER COMPRAS

- bluefly.com
- net-a-porter.com
- couturelab.com

¡Quién se lo hubiera imaginado! Los hombres se han vuelto las herramientas de sus propias herramientas.

HENRY DAVID THOREAU

10.
Blazer

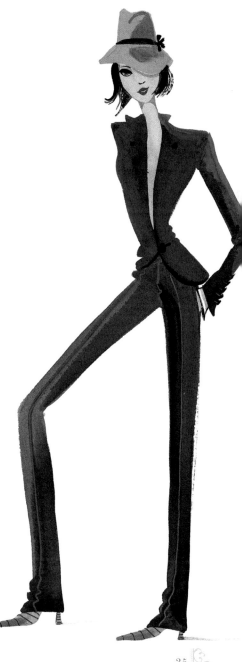

ESTA ES LA chaqueta que las mujeres le robaron abiertamente a los chicos y que después lucieron mejor, como suele suceder. Las mujeres combinan el *blazer* con pantalones blancos elegantes o con vestiditos negros, también con *jeans* negros angostos o con pantalones caqui (busca en Google: *Balenciaga Fall 2007*). Muchas veces las jovencitas combinan el *blazer* con tacones altos en lugar de los mocasines que se usan en la preparatoria. Lo que hace del *blazer* una prenda bella y versátil es que baila un tango entre lo masculino y lo femenino, lo formal y lo informal, lo elegante y las tendencias pasajeras, lo prudente y lo sexy. No puedes definirlo de manera exacta y por eso es tan encantador. Es chic y poco tradicional comprar un *blazer* sin armar (*unconstructed*) o de talle grande (busca en Google: *Ann Demeulemeester*) o reducido (el departamento de chicos de Brooks Brothers) para lograr un *look* espectacular y elegante.

HECHO A MEDIDA

- LOS BOTONES. Asegúrate que sean de verdad, con ojales verdaderos. Es una señal que el *blazer* es de buena calidad.
- LAS MANGAS. Deben caer en la base de la mano para que el *blazer* luzca clásico y tradicional. Si quieres que se vea más moderno, puedes dejar caer las mangas aproximadamente una pulgada más que lo normal, o elegir mangas de tres cuartos.
- LOS HOMBROS. Deben ser rectos y escuetos. La costura donde se unen el brazo y el cuerpo debe encontrarse en la orilla exterior del hombro.
- EL FRENTE. Debe quedar liso cuando te lo abotones. Aunque nunca te lo abotones, asegúrate de hacerlo mientras todavía estés donde el sastre para que puedas chequear que no hayan protuberancias o bultos. (Debes aprovechar de asegurarte que no hayan protuberancias o bultos en ninguna otra parte del *blazer* tampoco).
- EL LARGO. Bueno, el largo depende de lo que prefieras. El *blazer* clásico cae a la altura de la cadera, pero puede ser más largo o corto, dependiendo de tu estilo personal.
- PRUEBA FINAL. Mientras estés donde el sastre, levanta las manos sobre la cabeza, extiéndelas bien hacia delante, etc. El *blazer* debe moverse contigo, nunca tirar o fruncirse.

11.
Bolsa para cosméticos

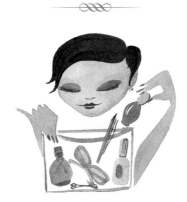

PUEDE PARECER UN accesorio insignificante, pero cualquier mujer chic te dirá que sin esta bolsa se sentiría perdida. Algunas mujeres optan por bolsas sofisticadas de marcas lujosas (Prada, Louis Vuitton, Bottega Veneta, Tod's), mientras otras prefieren bolsas sencillas a niveles de precios más bajos (LeSportsac o MAC). Si compras una bolsa de satén o terciopelo que luzca bien, puedes usarla como cartera, especialmente cuando estás de viaje. Yo tengo la versión de satén de Prada en cuatro colores, y cuando es necesario las uso como carteras para guardar mis recibos, etc.

Pero —seamos honestas— en este caso, lo que hay por dentro es lo que realmente cuenta (aunque es mejor que tu bolsa luzca bien cuando la sacas de tu cartera).

Admito que cuando estoy trabajando siempre me da un poco de curiosidad conocer lo que llevan dentro de sus bolsas de cosméticos las mujeres. Aquí te ofrezco una miradita dentro de la mía.

- PROTECTOR SOLAR LA ROCHE POSAY. Un secreto entre los grandes de la industria por años, este protector solar contiene un ingrediente especial, *mexoryl*, que protege contra los rayos solares UVA y UVB.
- BÁLSAMO LABIAL MARCA KIEHL'S. Económico, sin perfume, adictivo.
- POLVO BRONCEADOR MARCA GUERLAIN. Polvo luminoso con reflejo iridiscente que realza el rostro y te hace lucir como con un ligero bronceado.
- ACEITE DE SOL MARCA NIVEA. Bronceador que hace que tus piernas luzcan más delgadas y más tonificadas instantáneamente.
- GOTAS PARA EL CABELLO MARCA KÉRASTASE. Suaviza y fortalece el cabello y lo hace lucir brillante.
- LOCIÓN PARA SECAR GRANOS MARCA MARIO BADESCU. Elimina los granos de la noche a la mañana.
- CREMA PARA EL ROSTRO MARCA HELENA RUBISTEIN FORCE C. Toda modelo y todo maquillador usa esta crema.
- RÍMEL MARCA MAYBELLINE GREAT LASH. Busca el tubo rosado con la tapita verde.
- SOMBRA DE OJOS MARCA MAC. Viene en colores maravillosos, se mezcla perfectamente y dura todo el día.
- DELINEADOR DE OJOS MARCA BOBBI BROWN LONG-WEAR. Este delineador de ojos se aplica fácilmente, pues es gel, puede verse natural o dramático y realmente dura.
- PINZAS MARCA TWEEZERMAN. ¡Siempre saca el vello!
- ARQUEADOR DE PESTAÑAS SHU UEMURA. El arqueador icónico y estándar provee el arqueado perfecto que hace resaltar tus ojos.

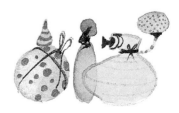

No hay mujeres feas, sólo mujeres perezosas.

HELENA RUBINSTEIN

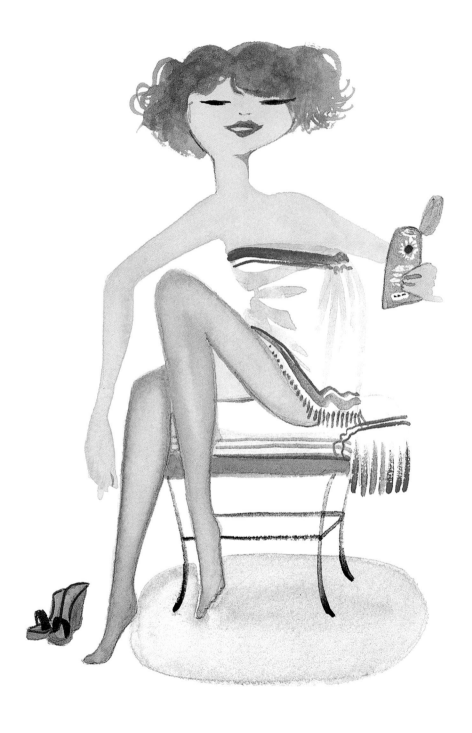

12.
Bolsita para alhajas

L A BOLSITA PARA alhajas es un accesorio esencial cuando tienes que viajar. Procura tener varias bolsitas de terciopelo o seda de modo que ninguna de tus piezas se pierda, se estropee o se enrede. Están disponibles en cualquier tienda de joyas, pero también puedes usar las bolsitas de lujo en las que viene el alcohol de buena calidad. Por décadas, las chicas han pedido las bolsitas de terciopelo púrpura de Crown Royal al barman. No serás la primera. También son útiles para guardar zapatos, anteojos para sol y cambio suelto.

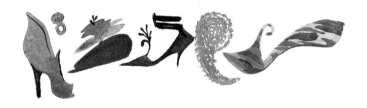

Las joyas crean una distracción para que
nadie note tus arrugas.

SONJA HENIE

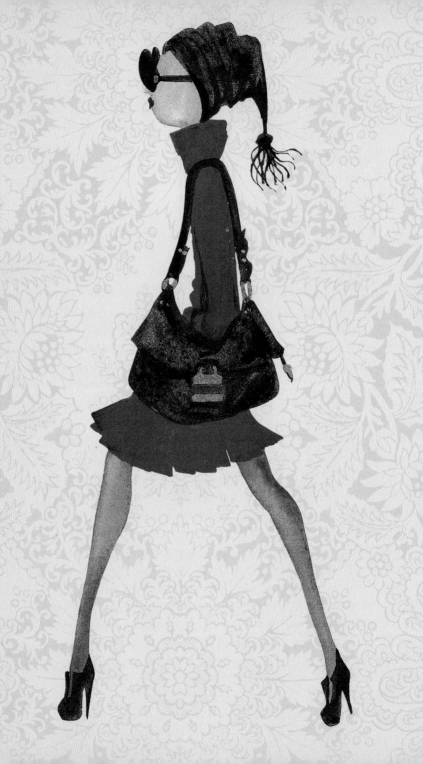

13.
Bolso estilo *hobo*

———∞∞∞———

STE ES EL bolso perfecto para usar diariamente porque es espacioso (caben todas tus pertenencias imprescindibles), maravillosamente flexible (se porta fácilmente sobre tu hombro) y durable (puede soportar ser un poco maltratado). El bolso estilo *hobo* fue inspirado por las grandes bolsas de tela que solían acarrear los vagabundos, y frecuentemente es el bolso que elige la chica bohemia, ya que es prudente e informal. El bolso estilo *hobo* puede ser usado como una bolsa bohemia por las artistas, modelos, y chicas jóvenes que están a la moda. Las mujeres elegantes y sofisticadas también tienen una versión (ver la cartera Jackie O. bajo Cartera de inversión, #31), porque aprecian que el bolso estilo *hobo* es la cartera ideal para el uso diario.

¿DÓNDE ENCONTRARLO?

Casi todas las líneas de carteras ofrecen un bolso estilo *hobo*, pero algunas de mis favoritas son:

- Para la versión más refinada: Gucci, Coach, Jimmy Choo.
- Para la versión más resistente y bohemia: Marc por Marc Jacobs (si quieres invertir). También debes considerar las tiendas Anthropologie o Urban Outfitters, donde encontrarás bolsas de tela, que se asemejan más al bolso estilo *hobo* original.

14.
Bolso grande de L.L. Bean

ACE UN SIGLO, una dama no llevaba una cartera más grande que una cartera estilo sobre (y una pequeña). Hoy, cargamos nuestras vidas enteras sobre los hombros por todos lados, haciendo que los masajes semanales se justifiquen y que un bolso L.L. Bean sea una necesidad. El bolso grande L.L. Bean es, como lo expresa la compañía: "El bolso más resistente que puedes comprar". Nada es demasiado pesado para este bolso —créeme, lo he puesto a prueba. Fue creado originalmente en la década de los cuarenta, con el propósito de transportar hielo y leña. Puedo atestiguar que también funciona perfectamente bien para cargar todo tipo de cosas: varias botellas de vino hasta el parque; varios libros que vale la pena leer en el verano; una cantidad de bocaditos que vale la pena llevar consigo para la playa, protector solar y juguetes para hacer castillos en la arena; veintisiete revistas de moda (números dobles incluidos); una *laptop* y cientos de páginas de un manuscrito con las esquinas dobladas, etc.

DATOS DIVERTIDOS

El clásico bolso grande L.L. Bean fue introducido en 1944 como el Bean's Ice Carrier (transportador de hielo por Bean).

ACARREAR CON COSAS

- Recomiendo que tengas varios de éstos bolsos en casa. Siempre los encontrarás útiles.
- ¡Haz que los marquen con tu monograma!
- El bolso L.L. Bean está disponible en cuatro tamaños. El grande es el más conocido y, en mi opinión, el mejor.
- Hay una versión extra-grande, que parece ser demasiado grande para usar a diario. Pero si necesitas transportar mucha leña, hielo o vino, tal vez esta sea tu mejor opción.
- Si quieres un bolso de alta calidad, consigue uno de cuero con textura de modo que no se noten mucho los arañazos. Asegúrate de que el forro sea durable (de cuero o gamuza), que hayan tachuelas o pies en la parte de abajo para protegerlo tanto como sea posible y que las correas para el hombro se sientan cómodas.

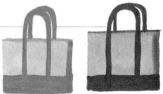

En el carácter, en los modos, en el estilo y en todas las cosas, la suprema excelencia es la sencillez.

HENRY WADSWORTH LONGFELLOW

15.
Botas de arnés Frye

⊶⊷

E N LOS AÑOS sesenta, las mujeres comenzaron a usar las botas de arnés Frye. Fue una clara y audaz forma de rebelarse contra la feminidad restrictiva de los años cincuenta. Las botas expresan la fortaleza y el poder que las mujeres querían reclamar en ese momento. Los zapatos tacón alto le dieron paso a estas pesadas y fornidas botas. Parecía que todas las mujeres tenían un par, y como las botas se convirtieron en un ícono de la década, cuando el Smithsonian Institute se puso a reunir elementos representantes de los años sesenta en Estados Unidos, eligieron un par de botas Frye como uno de esos ejemplos. Y quizá porque las mujeres nunca hemos renunciado a nuestra fuerza y nuestro poder, tampoco hemos renunciado a esta bota grande y pesada. A primera vista, parece que no tienen nada que ver con la moda. Pero la bota Frye reafirma un elemento de nuestra personalidad y dice que no siempre deseamos ser tan frágiles y femeninas —a veces queremos ser totalmente formidables. Y eso tiene todo que ver con la moda.

- Cuanto más viejas y más maltratadas estén las botas, mejor.
- Úsalas con *jeans* metidos por dentro de las botas o con un vestido y el Cárdigan del novio (ver #29).

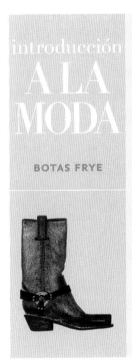

introducción A LA MODA

BOTAS FRYE

La compañía Frye tiene una larga e ilustre historia. Fue fundada en 1863 y es la compañía de calzado que ha operado en forma continua más antigua en los Estados Unidos. Las botas Frye fueron usadas por los soldados de los dos bandos en la Guerra Civil, los pioneros que iban hacia el oeste en las postrimerías del 1800, por Teddy Roosevelt, el General Patton y los soldados en la Primera y la Segunda Guerra Mundial. Eran un calzado absolutamente funcional, pero fue en la década del sesenta que la bota Frye se convirtió en una prenda de la moda.

16.
Botas de caña alta

ASTA LOS AÑOS sesenta, las botas se mantuvieron en territorio masculino. Las mujeres las usaban si había necesidad por tiempo inclemente, pero nunca como objetos de moda. Luego, en la década del sesenta, cuando Mary Quant introdujo la mini-falda, André Courrèges la combinó con las botas y las piernas se convirtieron en el centro de la atención. Las botas que lanzó Courrèges fueron apodadas "bota *Gogó*", pues quedaban a la mitad de la pantorrilla y eran ideales para el baile. A medida que las faldas se hacían más cortas, las botas se hacían más altas (a veces subiendo hasta el muslo) y verdaderamente se volvieron símbolo de la liberación femenina. La bota ha mantenido su atractivo y sigue siendo símbolo de sexualidad y poder, y todavía es muy útil para hacer que a los hombres se les aflojen las rodillas.

PUNTOS ALTOS PARA BOTAS ALTAS

EN EL CINE

- 1968: Jane Fonda en *Barbarella*
- 1997: Heather Graham en *Austin Powers*
- Todos los episodios de *Charlie's Angels*

EN LA MÚSICA

- "These Boots Are Made for Walking" ("Estas botas están hechas para caminar"), Nancy Sinatra
- "Kinky Boots" ("Botas extravagantes"), Patrick Macnee y Honor Blackman
- "Don't Go Away Go-go Girl" ("No te vayas chica *Gogó*"), The Mr. T. Experience

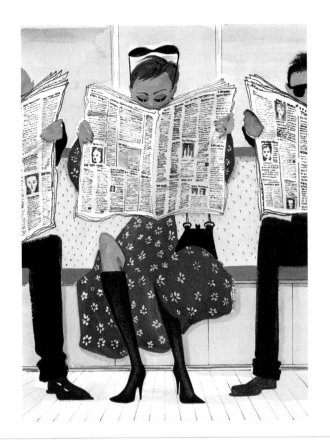

A EMBOTARSE SE HA DICHO

- La versión que toda chica necesita llega justo debajo de la rodilla y luce mejor cuando la usas con faldas que llegan justo arriba de la rodilla.
- Si quieres ser un poco atrevida, consigue la bota que llega arriba de la rodilla, o si quieres ser un poquito *mod*, consigue una que llegue a mitad de la pantorrilla (la bota *Gogó*).
- Si tienes puestas botas de caña alta con minifalda, probablemente sea mejor usar medias opacas.

17.
Botas de vaquero

S I ERES DE un lugar en el que las botas de vaquero son parte del paisaje, entonces tú sabes cómo llevarlas. Pero aquellas de nosotras que no nacimos en el sur o en el oeste tenemos que tener cuidado cuando las usamos por primera vez. La regla general es que no hay regla general. Son tan aceptables con vestidos de cóctel como con *jeans* y una camiseta. Pero no es fácil lograr un buen *look* con el vestido de cóctel y la bota de vaquero si no naciste con un par de Tony Lamas en los pies. Si es tu primera incursión en el terreno de la bota de vaquero, te aconsejo que comiences con una camiseta Hanes y tu par de *jeans* Levi's favorito (¡los *jeans* siempre deben ir *sobre* las botas!). Después, cuando ya manejes el andar arrogante, combínalas con un vestido blanco de tirantes de verano con caída liviana y alguna joya de moda o con una falda de campesina y una chaqueta de *jean*. El usar las botas con el vestido de cóctel requiere de un poquito de experiencia; tal vez se logre mejor en el sur o en el oeste. Y en lo personal, prefiero dejarle el *look Dukes of Hazzard* a Miss Daisy, pero ésa es mi humilde opinión.

DATOS DIVERTIDOS

Las botas de vaquero fueron "inventadas" cuando un vaquero ingenioso llevó sus botas de montar a un fabricante de zapatos y le pidió que le hiciera la punta más afinada de modo de poder poner y sacar su pie de los estribos fácilmente.

A ENSILLAR

- Si quieres lograr un *look* auténtico de chica vaquera, consigue botas de vaquero genuinas —ya sean Tony Lama o Lucchese (pronunciado lu-ke-si). Los tejanos son grandes entusiastas de estos dos diseñadores, y en un estado donde hay fabricantes de botas en cada esquina y varios pares de botas en el guardarropa de cada mujer, les tomaré la palabra. Tanto Tony Lama como Lucchese tienen su base en El Paso.
- Gasta un poquito de dinero. Un buen par de botas se volverá parte de ti. Después de usarlas el tiempo suficiente, serán uno de los calzados más cómodos de tu guardarropa.
- Lo más importante es que tienes que darles una buena paliza. Cualquier chica que usa las botas de vaquero te lo dirá: es imposible conseguir ese pavoneo en una bota que todavía está nueva.

Vivir sólo de los sueños de una jovencita,
con mis botas de vaquero y mi vieja guitarra...

MARY CHAPIN CARPENTER

18.
Botas Wellington

CUANDO KATE MOSS apareció en el Festival de Música Glastonbury en 2005, tenía puesto apenas un vestido lamé dorado y un par de botas Hunter Wellington negras. Las fotos de Moss chapoteando en el barro fueron vistas alrededor del mundo (todos recordamos esa imagen, estoy segura), y después, las mujeres en todas partes del mundo sacaron su par de botas Wellington, ya que las fotos de Moss les hizo caer en cuenta de que las botas tenían su propio estilo. Las mujeres empezaron a lucir sus Wellies con vestidos, faldas o pantalones estrechos, sin importarles que estuviera lloviendo o soleado. Por supuesto, la Wellie sigue siendo la opción más práctica para los días lluviosos. Y ni hablar de festivales de música, pues para ese tipo de evento las botas Wellington parecen ser la *única* opción.

OBSESIÓN POR EL GUARDARROPA: **HUNTER**

Las botas Hunter Wellington son una institución en el Reino Unido. Cada británico tiene al menos un par en su clóset, sea mujer u hombre, y la Familia Real siempre lleva puestas la versión verde clásica para caminar en el campo barroso. Dado que son cómodas y prácticas, las Wellies se han convertido en algo más que una institución en el Reino Unido. Las mujeres alrededor del mundo compran las Wellies (y las que saben lo que hacen las compran una talla más pequeña que la que usan usualmente —pues corren grandes).

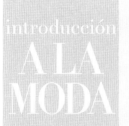

introducción
A LA MODA

¿QUÉ HAY EN UN NOMBRE...?

Al comienzo de los años ochenta, el primer duque de Wellington le pidió a su zapatero que modificara la bota Hessian para que fuera lo suficientemente resistente durante las batallas, pero cómoda como para usar de noche. El zapatero le presentó el diseño para la bota Wellington. Las primeras botas se hicieron de cuero hasta 1852, año en que la Compañía Hunter comenzó a hacerlas de goma.

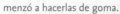

19.
Botitas al tobillo

EL PROPÓSITO DE usar la botita al tobillo era que se escondiera debajo de los pantalones clásicos. ¿Usar las botitas al tobillo con faldas? ¡Impensable! Pero cuando la botita llegó a las manos de diseñadores como Christian Louboutin y Miuccia Prada, se transformó, así nomás. Recuerdo cuando en los años ochenta los diseñadores pusieron por primera vez las botitas sobre las pasarelas con faldas y vestidos. Causó un poquito de frenesí y todos se preguntaron por qué habíamos estado escondiendo estos zapatos debajo de nuestros pantalones por tanto tiempo. Las mujeres comenzaron a ponérselas con todo *menos* con pantalones clásicos: vestidos, pantalones tubo y las muy intrépidas (y benditas por la genética) con pantalones cortos. Y ahora, ¿quién puede imaginarse un mundo en el que las botitas al tobillo no salgan a jugar? Parece que nunca hubieran tenido otro propósito que no fuera hacernos lucir y sentir un poquito atrevidas cuando las llevamos puestas con falda o *jeans* angostos.

Uno de estos días
éstas botas van a caminar encima de ti.

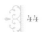

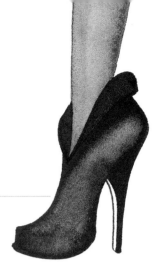

EL LLAMADO
DE LA BOTITA

- Cuando las uses con pantalones, deben ser del mismo color. Pantalones angostos negros metidos dentro de botitas negras harán que tus piernas luzcan más largas y te harán sentir fabulosa.
- Cuando las uses con minifaldas, pruébatelas con medias opacas negras (#57) para que tu línea se alargue, se alargue y se alargue. A menos que tengas piernas fabulosas, la ilusión es nuestro sumo arte.
- Asegúrate de que la botita no corte derecho a la altura del tobillo como una botita tradicional —estas botas están hechas para usarse bajo un pantalón y cortarán tu pierna y te harán lucir retacona.
- Es una maravillosa alternativa para el zapato de tacón clásico —siempre tenla en cuenta si el zapato de tacón clásico parece demasiado seguro.
- La botita es una manera clásica de mezclar lo masculino con lo femenino, de modo que no temas hacer alarde de un poquito de feminidad cuando tengas puesto este zapato masculino. Una debe mezclar estilos si se quiere arriesgar…

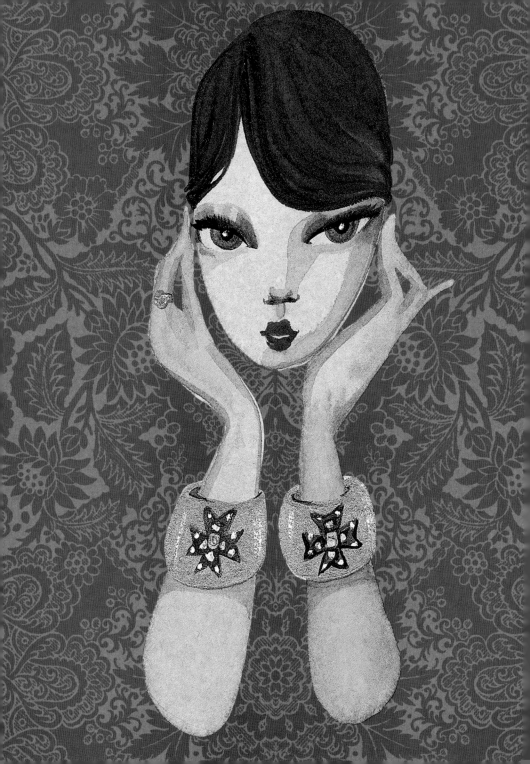

20.
Brazalete estilo *cuff*

———— ◌◌◌ ————

EL BRAZALETE ESTILO *cuff* (o sea, ajustado a la muñeca) es la única pulsera que siempre está en la pasarela. Debido a su peso, siempre luce imponente y nunca pasa inadvertido. Razón por la cual también es una prenda que con frecuencia se usa para reafirmar o revelar el estilo personal. La chica chic que vive en la ciudad lleva versiones en platino o con diamantes. La chica bohemia usa cuero o madera. La roquera busca el cuero negro con tachuelas. Es un elemento contundente que puede agregarle interés a un atuendo recatado, o un toque de *glamour* a un atuendo informal.

Los cuatro materiales clásicos son el ébano, la plata, el Lucite y la madera. Aunque también se encuentran con diamantes, de cuero, de platino, etc.

PUÑO FIRME

- Puedes mezclar brazaletes preciosos y semipreciosos en un brazo.
- Puedes mezclarlos con otros estilos de pulsera.
- Para sentirte como la Mujer Maravilla, ponte un brazalete en cada puño.

LOS FAVORITOS DE UNA EDITORA DE MODA

- Hermés Collier de Chien. Un brazalete estilo *cuff* de cuero que es tanto *punk* como elegante. Es una prenda clásica.
- Kara Ross. Ofrece unas prendas exclusivas y especiales que se rehúsan a ser ignoradas.
- Robert Lee Morris. Con frecuencia colabora con diseñadores para hacer prendas icónicas, codiciables.
- David Webb. Lanzó la pulsera en forma de animales (ver anillo de cóctel, #4).
- John Hardy. Sus brazaletes son inspirados por el estilo balinés. El diseñador todavía usa técnicas de diseño antiguas balinés.
- Patricia von Musulin. Ofrece diseños modernos, esculturales que permanecerán modernos en cien años.
- Elsa Peretti. Ofrece el brazalete Wave clásico de Tiffany.
- Chanel. Popularizó las alhajas de fantasía —estos brazaletes son icónicos.

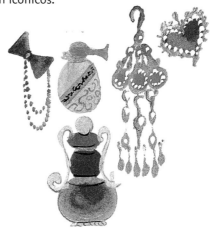

BRAZALETE VERDURA

Estos brazaletes icónicos que llevan la cruz maltesa en piedras son de Verdura. Son muy exquisitos (¡y bastante caros!). Aunque a veces se le adjudica a Coco Chanel la creación del brazalete Verdura, en realidad son la creación de Fulco di Verdura. Pero Mme. Chanel sí tuvo su influencia. Tenía una gran cantidad de amantes que le regalaban una gran cantidad de joyas que ella le mandaba a Verdura para que las recompusiera. Él le presentó el brazalete estilo *cuff* y Chanel quedó cautivada por su estilo singular y surrealista. Ella usaba puños en todos lados, haciendo de ellos uno de sus sellos característicos. Hoy los puños de Verdura están disponibles en jade, *carnelian*, jade verde, sándalo, ébano y nogal. Dado que sus precios van desde $12.500, probablemente lo mejor sea buscar una versión en fantasía.

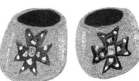

Puedo resistir cualquier cosa, menos la tentación.

OSCAR WILDE

21.
Broche

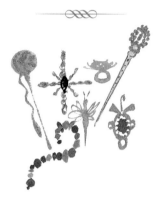

LAS NOVICIAS ASOCIAN el broche con las abuelas o tías abuelas y piensan que sólo se pueden llevar en la solapa de los vestidos. Pero las mujeres que tienen estilo saben que es posible hacer muchísimo más con un broche. Es un accesorio que te permite hacer alarde de tu lado creativo. Procura encontrar diseños excéntricos y prendas grandes e interesantes. Ponlos en tu cabello, en tus sombreros, en lugares inesperados de tu ropa. Sigue el ejemplo de mujeres como Sharon Stone, que se ató hacia atrás la camisa blanca de su esposo y la afianzó con un broche de libélula y se apareció en la alfombra roja en 1998. O Charlize Theron, que ingeniosamente puso un broche en cada tirita de su vestido Vera Wang color ámbar para la entrega de los Oscars del 2000. Unos pocos años después, puso dos broches de flores con diamantes en su cabello perfectamente peinado. Busca las imágenes en Google y después recorre los negocios que venden antigüedades o incluso la alhajera de tu abuelita en busca de broches con los que puedas jugar.

GRANDES MOMENTOS CON BROCHES

- 1975: En la película *Grey Gardens*, Edith Bouvier Beale se hizo famosa por lucir un broche de cuatro pulgadas con cada atuendo. Es tan icónico que tiene su propio sitio Web, www.thegreygardensbrooch.com.
- 1994: Madeleine Albright se iba a reunir con el ministro de relaciones exteriores de Irak, quien previamente la había llamado víbora. Ella llevó puesto un broche en forma de víbora.
- 1998: El broche de Eva Perón de la bandera Argentina hecho con diamantes y zafiros se vendió en una subasta por $992.500 a un americano anónimo (quien se rumora ser Madonna).

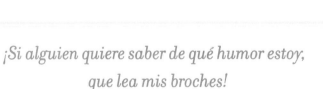

¡Si alguien quiere saber de qué humor estoy, que lea mis broches!

MADELEINE ALBRIGHT

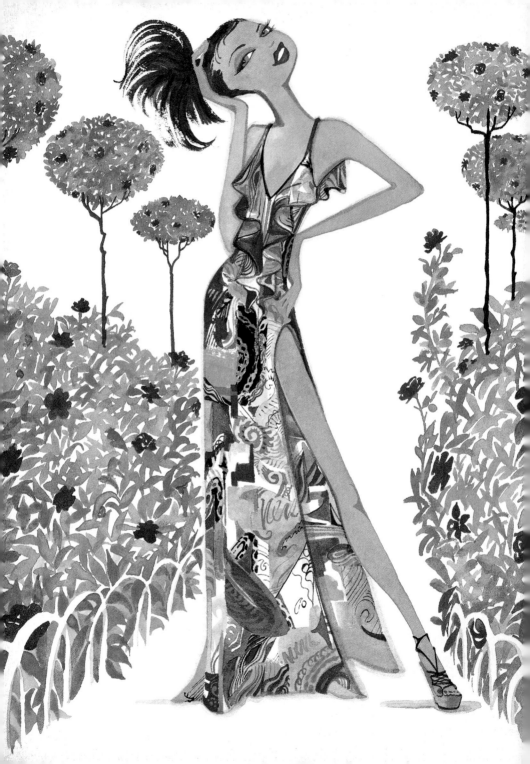

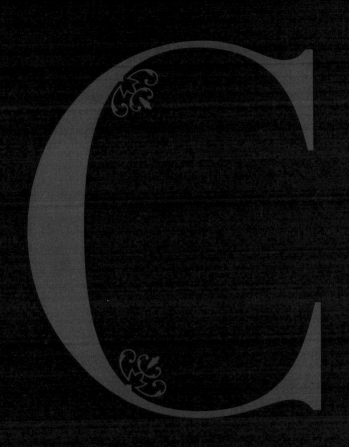

22.
Caftán

⬤⬤⬤

E L PROPÓSITO DE lucir un caftán es sentirte cómoda mientras disfrutas del lujo. Olvida la imagen de tu abuela en Miami. No estamos hablando del tipo de caftán con el que vistió tu abuela. Estamos hablando de Talitha Getty en Marruecos, Cristiana Brandolini en Venecia, Diana Vreeland en su apartamento color rubí rojo en Manhattan. Es tan mesurado y tan antimoda que se ha convertido de nuevo en una de las prendas más elegantes del mundo.

Si deseas tener un caftán elegante, de alta calidad y hecho por diseñadores famosos —como Muriel Brandolini (nuera de Cristiana), Allegra Hicks, Yves Saint Laurent, Rive Gauche— lo encontrarás en las tiendas más distinguidas. Si quieres un caftán auténtico, ve a un negocio étnico donde puedas encontrar las versiones tradicionales de Marruecos o India. El caftán que se combina con un collar de cuentas y zapatos chatos sigue siendo símbolo de caché. Para un *look* informal, úsalo sobre tu traje de baño y con un par de ojotas. Para algo más elegante, úsalo con sandalias metálicas de tacón alto y una gran cantidad de pulseras exóticas. Juega con él. Revisa fotografías de moda de las décadas de los años sesenta y setenta y presta atención a íconos estilísticos como Babe Paley y Marella Agnelli, pues ellas lucían el caftán como es debido.

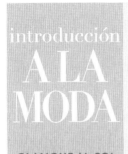

introducción
A LA MODA

GLAMOUR AL SOL

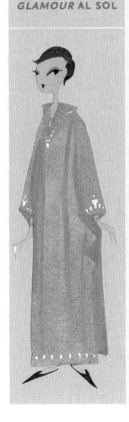

El caftán se remonta al siglo catorce y siempre ha sido una prenda básica en los países del Medio y Extremo Oriente, donde los climas exigen ropa liviana y fresca. En los años sesenta y setenta, cuando el Occidente se obsesionó con todo lo oriental, el caftán se hizo un lugar en el mundo de la moda para sí mismo. Yves Saint Laurent quedó prendado de Marruecos y fue el primero en reinventar el caftán tradicional, subirlo a la pasarela como prenda de la alta costura. De esa manera fue que un vestido antiguo se convirtió en el símbolo del *boho* chic de los años setenta. Tanto las personas de caché como los estudiantes universitarios adoptaron el caftán; se volvió el uniforme preferido para las reuniones acaloradas en las que se juntaban a discutir filosofía oriental.

¿QUÉ HAY EN UN NOMBRE...?

- **Caftán.** De origen turco. Vestimenta larga y voluminosa con o sin mangas. A menudo es hecha de lino o seda.
- ***Djellaba.*** De origen egipcio/árabe. Una toga larga, suelta, tradicionalmente vestida por hombres en el Medio Oriente.
- **Túnica.** De origen greco-romano. Una prenda simple, sin mangas. Generalmente larga hasta la rodilla, pero puede ser más corta (especialmente la blusa moderna estilo túnica; busca en Google, Tory Burch).

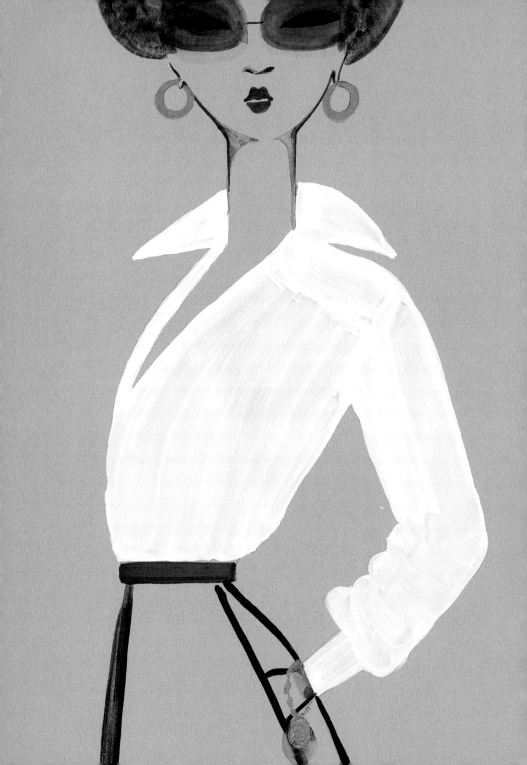

Camisa blanca de hombre

L IGUAL QUE con el cárdigan del novio (#29), es mejor cuando la camisa blanca se roba del guardarropa de un esposo o novio, aunque rebuscar camisas en el departamento de varones también es una buena opción. El hombre suele a lucirla cuando está limpia y recién planchada, o sea, conservadora. Pero cuando la arrojas sobre el cuerpo de una mujer, ¡hecha chispas! Discretamente insinúa que algo *pudo* haber pasado la noche anterior, tal vez no, pero de todos modos genera la duda. Tal vez por eso es que al ver a una mujer vestida con una camisa blanca de varón las mujeres sientan un poquito de celos y los hombres queden un poquito intrigados. Asegúrate de que de veras sea una camisa de varón (o lo más aproximada a una camisa de varón cómo sea posible). Las versiones de mujer son angostas, adaptadas y semi entalladas pierden bastante distinción y no son para nada igual de chic.

¿QUIÉN LA TIENE? TODOS...

- BROOKS BROTHERS. La mejor versión, y no necesitas plancharla.
- GAP. Una versión más clásica no existe.
- TARGET: Aprovecha y compra todas las que puedas mientras estén disponibles.
- El guardarropa de tu media naranja.

BLANCO ARDIENTE

- Asegúrate de que, si no es camisa de hombre, sea algo que se asemeje lo más posible.
- Evita las camisas que tengan botones de perla, de fantasía o que sean forrados.
- Los mejores botones parecen (o son) de nácar y están cosidos sobre un pliegue doble, grueso. Deben estar cosidos con una puntada cruzada.
- La camisa debe ser sencilla y clásica, de algodón o lino fino.

GRANDES MOMENTOS CON CAMISAS BLANCAS DE HOMBRE

- 1953: Audrey Hepburn en *Roman Holiday*
- 1956: Elizabeth Taylor en *Giant*
- 1990: Julia Roberts en *Pretty Woman*
- 1994: Uma Thurman en *Pulp Fiction*
- 1998: Sharon Stone en la alfombra roja en la 70° entrega de los premios Oscar.

Camisa marinera rayada

A NINGUNA MUJER FRANCESA, hombre francés o película francesa que tenga algún amor propio, le falta una camisa marinera rayada. Jean Paul Gaultier parece llevar una puesta siempre. Por lo general, al menos una de las modelos de Gaultier siempre desfila por la pasarela luciendo alguna versión de la camisa. Las imágenes de Jean Seberg luciendo la suya en su película clásica de los años sesenta, *Breathless* (imprescindible verla) jamás serán olvidadas. Picasso le dio distinción artística, Bardot la vistió para encubrirse —la lista de franceses y francesas que la han lucido es infinita. La camisa marinera rayada es una prenda que encarna el estilo chic francés, y completamente desbarata el viejo mito de que las rayas horizontales no favorecen a nadie. Cuando uno se viste con una que tenga cuello bote y actitud francesa, esas rayas horizontales son las líneas más favorecedoras del mundo.

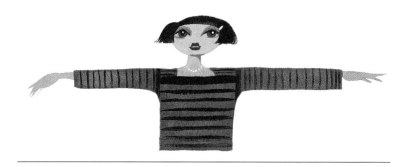

A NAVEGAR

- PETIT BATEAU: Para la versión clásica
- L.L. BEAN: Para el viejo recurso
- JEAN PAUL GAULTIER: Para la opción hecha por un diseñador
- ARMOR LUX, ST. JAMES: Ambos hacen las auténticas versiones francesas
- TIENDA DEL EJÉRCITO-MARINA: Para la auténtica

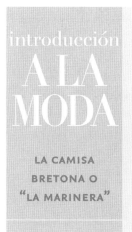

introducción
A LA
MODA

LA CAMISA
BRETONA O
"LA MARINERA"

El nombre apropiado para la camisa marinera rayada es la Bretona, dado que nació en Bretaña, Francia. En Bretaña, los marineros han estado usando estas camisas rayadas desde los años veinte. La original era de tejido de algodón muy fino y protegía a los marineros del viento y de los demás elementos. La marina francesa la hizo parte del uniforme nacional en 1858. Se cree que las destacadas rayas azules y blancas hacían posible que los marineros que habían caído al mar fueran localizados con más facilidad. O sea que la intención de la camisa desde ese entonces era sobresalir.

25.
Camiseta blanca lisa

⸺᯾᯾᯾⸺

ESTOY OBSESIONADA CON los paquetes de tres camisetas de Hanes. No cuestan mucho y duran un largo tiempo. Pero ha habido un cambio radical con nuestras camisetas blancas lisas. Recientemente han tomado el camino de nuestros *jeans* azules sencillos. Casi todas las semanas sale un nuevo diseñador de camisetas, y todos luchan por mantenerse a la corriente de cuál es la mejor camiseta: "¿Dónde está hecha? ¿Perú o China?" o "¿Qué tan gastada luce?" Hoy en día debe ser casi imperceptible —cuanto más fino y liviano el material, mejor. Tiene que verse vieja y de época, aunque la marca, irónicamente, cambie semana tras semana. Créanme que a mí me encanta la camiseta blanca lisa de material liviano de buena marca tanto como a cualquier otra mujer. Y sí, a veces compro la marca alardeada de la semana. Pero me rehúso a obsesionarme con algo que está supuesto a expresar comodidad y estilo. De modo que, por lo general, me mantengo fiel a mis camisetas Hanes. En el caso de la camiseta blanca lisa, la sencillez tiende a ser el camino a seguir.

SECRETOS DE LA INDUSTRIA: **MIS FAVORITOS**

- Hanes. La prenda clásica… no es cara y es perfectamente básica.
- James Perse. Perse puede que sea el diseñador responsable de haber comenzado la locura por la camiseta de lujo. El *look* de alta calidad y bajo mantenimiento es la señal distintiva de la marca.

- Adam + Eve. Disponible en una gran variedad de colores. Me encantan las que lucen desteñidas, como si hubieran estado expuestas sol.
- The Row. Son livianas y tan finas que se requiere usarlas en capas. La marca también ofrece proporciones y largos distintos, lo cual permite oportunidades maravillosas para usarlas en capas.
- Rick Owens. Nadie logra el *look* informal con estilo como Rick Owens. Sus camisetas se ajustan perfectamente al cuerpo sin quedar demasiado apretadas, son superfinas y, aunque son caras, valen lo que pagas. Son el epítome de su autodenominado *look "glunge"* (la mezcla del *glamour* con lo *grunge*).
- Vince. Sus camisetas son suaves como la mantequilla —tan sólo uno de un sinfín de productos básicos de lujo ofrecidos por la compañía— y, desde su debut en 2003, se han convertido en la prenda icónica americana.
- C&C California. Una marca que realmente encarna el *look* chic de California: relajado, cómodo y sin temor a usar un poquito de color

Siempre he considerado que la camiseta
es el alfa y el omega del alfabeto de la moda.

GIORGIO ARMANI

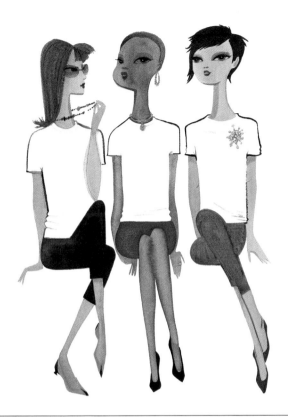

¡NO ES SOLO UNA CAMISETA!

- Presta atención al corte del cuello. No debería quedar demasiado alto ni ser demasiado escotado.
- Debes evitar usar una camiseta que te quede demasiado ajustada. Siempre debería caer un poquito suelta sobre el cuerpo.
- Úsala para darle un toque más informal a un traje (o para darle un toque más informal a casi cualquier atuendo).
- La última palabra. Debes lucirla como si te la hubieras puesto sin haberlo pensado demasiado. Lucir natural debe ser parte del arsenal de cualquier mujer con estilo.

26.
Camiseta polo

LA CAMISETA POLO, tal como lo indica su nombre, fue diseñada para usarse en la cancha de polo. Se convirtió en el artículo estándar del club de campo y se volvió parte del uniforme *preppy/geek* de los jóvenes: pantalón caqui, zapatos *oxford* y camiseta polo (¡con el cuello volteado hacia arriba!). Se abrió camino en la selva urbana cuando los amantes de la alta costura comenzaron a adoptar todo lo *preppy* y lo *geek*. Por supuesto, para hacerlo ver fresco y a la última moda, el uniforme *preppy* y *geek* no debe ser copiado exactamente: debería ser llevado a un nuevo nivel de moda completamente. (Nota: ningún uniforme debe copiarse exactamente —todo tiene que ser elevado a un nivel singular. *Todo*). De modo que, en lugar de usar una camiseta polo con pantalón caqui y zapatos *oxford*, combínala con *jeans* metidos dentro de botas de montar a caballo y una chaqueta a la moda. O ponte una que sea una talla más pequeña que la tuya (piensa en Scarlett Johansson en *Lost in Translation*). O, cuando las uses con pantalones caqui, asegúrate de que sean grandes y estén arrugados (ver pantalones caqui, #60). Cuando uses una camiseta polo como una prenda de estilo, debes seguir la regla fundamental de la moda: siempre debe haber algo que no cuadre del todo, ligeramente mal o torcido. La imperfección es la manera perfecta de determinar tu *look* y punto de vista personal.

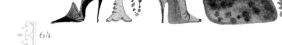

PREPPY le Pew

- Debes tener camisetas de varios colores, como los clásicos (blanco, azul marino) y los vibrantes (naranja, azul real).
- Prueba usarlas en capas. En la persona adecuada, se puede ver muy chic.
- Considera usar una talla más pequeña que la tuya. Quieres que la camiseta abrace tu cuerpo, no que te quede muy grande.
- Ten en cuenta las versiones con manga larga también. A menudo son pasadas por alto, pero en mi opinión, tienen aún más estilo que las de manga corta.

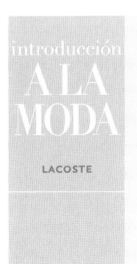

introducción
A LA
MODA

LACOSTE

La camiseta de polo era lucida exclusivamente por los atletas hasta que René Lacoste, un campeón internacional de tenis, le pidió a un amigo que diseñara una camiseta de tejido de algodón de manga corta para vestir en la cancha. Antes de que se creara la camiseta polo Lacoste, los tenistas usaban camisetas tejidas de manga larga que eran incómodas. El apodo de Lacoste era *le crocodile*, y por esa razón se ubicó un pequeño cocodrilo sobre la parte izquierda del pecho como logotipo. Esta parece haber sido la primera vez que el logotipo de una marca se cosió en la parte exterior de una prenda de ropa. Desde entonces, ese adorable cocodrilo no nos ha abandonado.

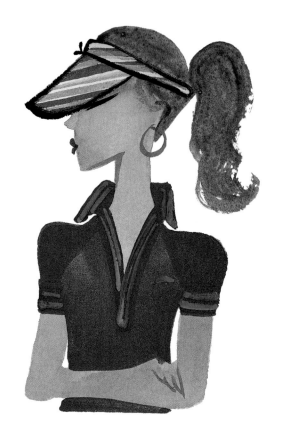

CAMISETAS POLO Y SUS LOGOTIPOS

- Lacoste. La camiseta de polo original, que lleva el conocido logotipo del cocodrilo (est. 1933).
- Fred Perry. Lleva un logotipo de laurel cosido sobre la parte izquierda del pecho (est. 1952).
- Ralph Lauren. Lleva el logotipo reconocible de un jugador de polo (est. 1972).
- Rugby Ralph Lauren. Lleva un escudo en lugar del jugador de polo (est. 2004).

27

Camiseta vieja de concierto

H AY POCAS COSAS más *cool* que una camiseta vieja y gastada de un concierto de los Rolling Stones, los Strokes, los Beatles, los Killers, etc. Toda chica ha llegado a tener una camiseta de su banda (o bandas) favorita que ha lucido con unos *jeans* o incluso debajo de un traje finamente confeccionado (la mezcla de la alta y baja moda es visualmente fascinante). Es importante recordar que bajo ninguna circunstancia se debe usar una camiseta de una banda que no se sigue. Eso es bastante fuera de onda. Si te vas a poner una camiseta de los Rolling Stones, asegúrate de saber la letra de "Satis-faction". Además, si vas a llevar puesta la camiseta de cualquier banda con verdadero estilo, debes procurar tener su música en tu iPod.

Esas son las reglas. Síguelas, y disfruta tu *rock*.

CON LA BANDA

- Es mejor comprar estas camisetas en el mismo concierto. Las mejores prendas de moda tienen una historia. La autenticidad es todo.
- eBay es otra buena opción (y dado que las mejores camisetas de conciertos son de las décadas del sesenta y del setenta, probablemente sea la opción más conveniente).

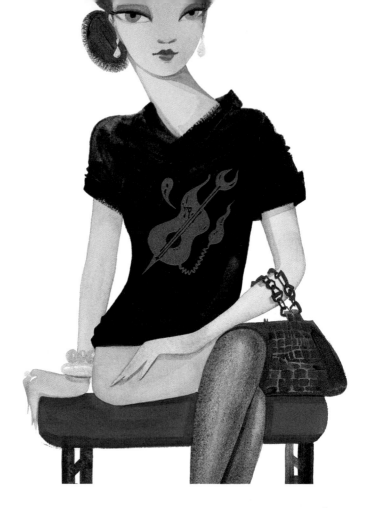

- Debes revisar las tiendas de ropa de época. En Los Án-
geles, hay tiendas en Melrose dedicadas a vender solo
camisetas viejas. En Nueva York, What Goes Around
Comes Around tiene una buena selección. Estoy segura
de que tu tienda de segunda mano local también tiene
una amplia selección de camisetas, y si tienes suerte
puedes encontrar camisetas auténticas de vez en cuando.
Disfruta de tus compras.

28.
Capa

꩜

L A CAPA ES una prenda que frecuentemente es asociada con los excéntricos y los superhéroes, pero la capa puede ser muy elegante y práctica. La capa es audaz y misteriosa y manifiesta poder. No es difícil ver la razón por la cual Superman y Drácula son tan fanáticos de la capa. Es el modo perfecto de agregar drama, esconde una gran cantidad de imperfecciones y se puede combinar bien con un vestido de gala. Puede ser de *knit*, de lana, de terciopelo, de cachemira o de piel. A medida que el calentamiento global progresa y hace que el tiempo sea impredecible, las capas saldrán del guardarropa con mucha más frecuencia. Por suerte. Un mundo sin capas sería verdaderamente aburrido.

CAPA DE MIEDO

- Procura llevar ropa ajustada al cuerpo. Una capa luce mejor cuando lo que llevas puesto debajo te queda entallado. Si llevas ropa suelta debajo de tu capa no lograrás la distinción cosmopolita que estás buscando.
- Para una opción más formal, usa una capita que complemente tu vestido.

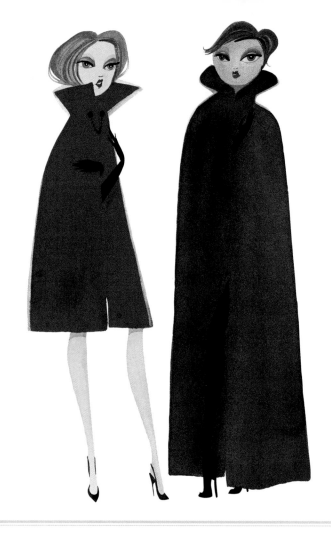

Ve en paz, hija mía.
Y recuerda que, en un mundo de mortales común
y corrientes, tú eres una Mujer Maravilla.

QUEEN HIPPOLYTE

29.
Cárdigan del novio

ADELANTE, RÓBASELO. O al menos pídeselo prestado por un tiempo bien largo. Me refiero, por supuesto, al cárdigan de tu media naranja. Aunque también puedes recurrir a tu papá, abuelo, hermanos, amigos y hasta a tu compañero de apartamento. El cárdigan del novio tuvo su momento en la alta costura cuando Marc Jacobs lanzó el *look grunge* y las modelos aparecieron en la pasarela vestidas con faldas, botas de combate y cárdigans de talles bastante grandes. Pero el cárdigan del novio ya había aparecido desde mucho antes que el *grunge* y no muestra señales de desaparecer pronto. Tal vez es porque cualquier cosa que luzca como si la hubieses robada del guardarropa de un novio, nunca pasará de moda.

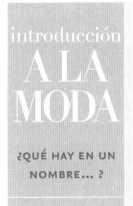

introducción

A LA MODA

¿QUÉ HAY EN UN NOMBRE... ?

El cárdigan tuvo su origen y recibió su nombre en 1854, cuando, durante la Guerra de Crimea, el séptimo conde de Cárdigan necesitó una capa más de ropa debajo de su uniforme para abrigarse mejor. La consiguió. Nosotras, señoras y señoritas, conseguimos algo con qué jugar estilísticamente para siempre.

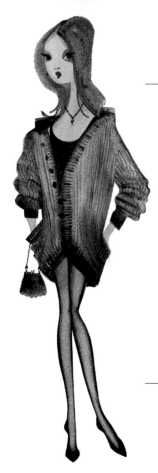

ABRÍGATE BIEN

- La mejor versión tiene cuatro botones y trae dos bolsillos al frente.
- Vale la pena explorar las secciones de varón en Neiman Marcus, Bergdorf Goodman, Gap, Target, H&M.
- Póntelo sobre una camisola o una camiseta y luego ajústalo con un cinturón.
- Experimenta. Prueba ponértelo sobre un vestido femenino con botas.
- Úsalo como una chaqueta durante el otoño o la primavera para lucir informal y sencilla.

Vestir es una forma de vida.

YVES SAINT LAURENT

Cartera de piel exótica

IENTRAS TODO LO demás puede mantenerse clásico —la cartera de piel exótica aporta todo su *look* sin ayuda y con gusto. El atractivo de una cartera de piel exótica es que te hará sentir instantáneamente suntuosa. Toma tu bolso grande de cocodrilo o tu cartera estilo sobre de piel de víbora, y *voilà* —eres la envidia de toda mujer. Y lo mejor de todo es que ninguna de esas mujeres tendrá jamás la misma cartera que llevas tú. Es rotundamente exclusiva porque el diseño, las líneas y la textura de la piel nunca se duplicarán de manera exacta. Una cartera de piel exótica es el polo opuesto de la cartera que está de moda en el momento, razón suficiente para comprar las dos.

EL DÓNDE, EL QUÉ Y EL POR QUÉ

- Un accesorio perfecto para buscar en las exhibiciones o tiendas de antigüedades. ¡Tal vez las consigas a un tercio de su precio original!
- Las tres pieles que nunca dejarán de estar de moda son las de cocodrilo, víbora y avestruz.
- Si necesitas justificar el dinero que vas a gastar en una cartera de piel exótica (¡no son baratas!), simplemente recuerda que la tendrás para siempre.

Nancy González fabrica unas de mis carteras de piel exótica favoritas. A pesar de que los diseños son clásicos, hay claros elementos de diversión (colores atrevidos, pieles de cocodrilo y víbora entretejidos, etc.). Mejor aún, en un mundo obsesionado por las etiquetas, no lleva logotipos a plena vista. La piel habla por sí misma. Es de gran calidad y los diseños nunca son modernos, de modo que puedes usarla temporada tras temporada sin cansarte. Dado que es clásica y divertida a la vez, encontrarás estas pieles tanto en las manos de mujeres mayores sofisticadas como en las de muchachas jóvenes que están a la última moda.

Algunas personas piensan que el lujo es lo opuesto a la pobreza. No es así. Es lo opuesto a la vulgaridad.

COCO CHANEL

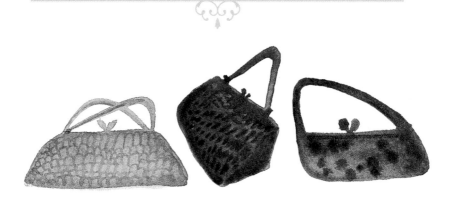

31

Cartera de inversión

ESTA ES LA cartera en la que puedes gastar el salario de varias semanas sin sentirte culpable (o, al menos, no *deberías* sentirte mal). Te durará toda la vida, nunca pasará de moda y sólo mejorará con el pasar del tiempo. Es la cartera que está tan al día hoy como lo estuvo cuando apareció hace unos cincuenta años. Y cuando tu nieta se tope con ella dentro de cincuenta años, tratará de robártela. Cuando estés lista y puedas gastar un buen dineral en una gran cartera, siempre digo que hay sólo algunas marcas que valen la pena comprar.

1. La Channel 2.55
2. LV Speedy
3. La Jackie O.
4. La Birkin

Una vez que reconoces esas cuatro carteras, te darás cuenta que las demás solo son una variación de ellas. Aquí va un resumen.

CHANNEL 2.55.
La cartera acolchada icónica de Coco Chanel que tiene doble cadena como correa para los hombros y sus iniciales, las dos letras C que se entrelazan y lucen como si fueran un broche. Cuando vayas en busca de tu 2.55, tal vez sientas inclinación a comprar la de cuero de becerro negro sencilla. Pero dado que la cartera es tan clásica, no le debes tener miedo a estilos y colores extravagantes.

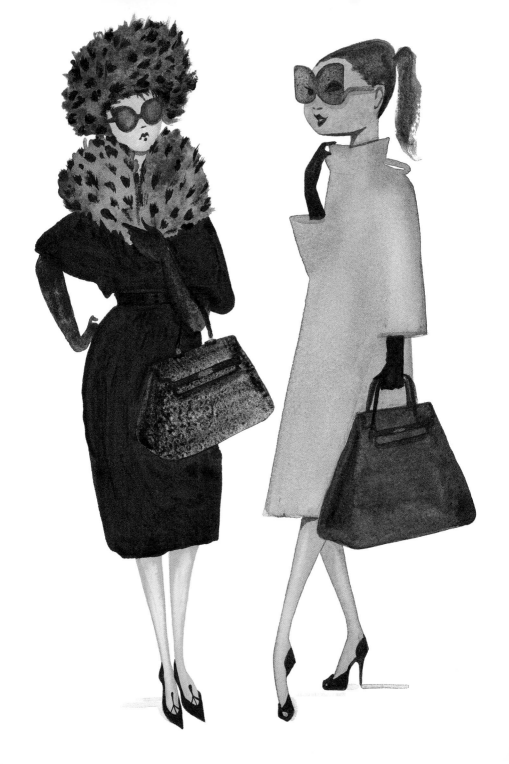

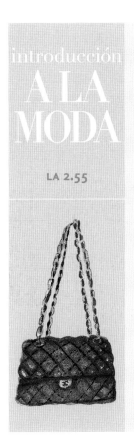

La cartera icónica de Coco Chanel fue lanzada en febrero de 1955, de ahí su apodo 2.55. Cada característica de la cartera —desde el forro hasta la correa para el hombro— revela un poquito más acerca de Mme. Chanel. El forro marrón es del color de los uniformes del convento en el que ella creció. El compartimento interior con cierre en la solapa de adelante es donde escondía las cartas de sus amantes. La solapa exterior de atrás es donde escondía dinero extra. Mme. Chanel usó correas para el hombro, que eran poco comunes en los artículos de lujo de la época, porque no creía que fuera poco femenino tener las manos libres.

Una chica debería ser dos cosas:
clásica y fabulosa.

COCO CHANEL

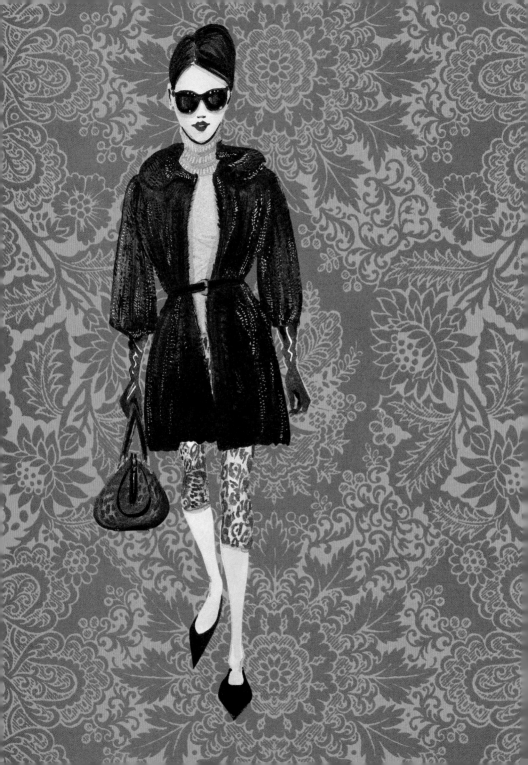

La cartera Louis Vuitton Speedy ha estado entre nosotros desde 1933 y sigue siendo la cartera más icónica de Louis Vuitton. A menudo se refieren a ella como el maletín de médico por su parecido. La versión clásica tiene el monograma LV entrelazado, pero también puede encontrarse en cuero liso o con un diseño de tablero de ajedrez. Está disponible en tres tamaños: La Speedy 25 (10" x 7"), la Speedy 30 (12" x 8") y la Speedy 35 (14" x 9"). La Speedy 30 es sin lugar a dudas la más popular.

CÓMO DETECTAR UNA IMITACIÓN

Louis Vuitton sigue siendo el diseñador más falsificado en el mundo, de modo que cuando compres bolsos u otros tipos de accesorio de segunda mano tienes que ser muy minuciosa. Una cartera Louis Vuitton auténtica nunca permite que las iniciales LV queden cortadas, los colores son ricos y las terminaciones en metal son pesadas. Por lo general puedes distinguir la verdadera de la falsa simplemente mirando la calidad del cuero... o si acabas de pagar una seria suma de dinero en la *boutique* Louis Vuitton.

LA CARTERA JACKIE O. DE GUCCI.

Fue Jackie O. quien hizo famoso el bolso estilo *hobo*, ya que llevaba la versión con doble correa a todos lados. Las mujeres inundaban las tiendas Gucci e insistían a los vendedores que querían "la cartera que siempre usa Jackie O.", lo cual indujo a la compañía a que llamara la cartera la "Jackie O.". Ahora es conocida como "la Bouvier" y sigue siendo una inversión sólida. Como con la 2.55, no debes temerle a los colores que se salen de lo común, los metálicos y los estampados.

LA CARTERA BIRKIN DE HERMÈS

La Birkin, cartera algo grande y algo cara, ha alcanzado un estatus icónico. Ha encontrado su lugar en la letra de canciones y en guiones de espectáculos televisivos, y todos la conocen de nombre. Gracias a su enorme deseabilidad, hay una espera de dos años para el bolso, haciendo que algunas lleguen a extremos con tal de poner sus manos sobre ella.

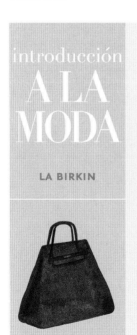

introducción A LA MODA

LA BIRKIN

Durante un vuelo de avión en 1981, la cartera repleta de Jane Birkin se le cayó y se abrió cerca de Jean-Louis Dumas-Hermès, lo que le dio una idea al señor Dumas-Hermès. Tres años después, Hermès introdujo una cartera que estaba basada en un diseño de 1892. Era grande y tenía por propósito dar cabida al estilo de vida moderno de Jane Birkin. Con una maravillosa pizca de ironía, Birkin confesó que ella había dejado de usar la suya porque sentía que podía ser riesgosa para su salud.

Le dije a Hermès que era una locura hacerla.
La mía estaba siempre llena,
Y terminó causándome tendinitis.

JANE BIRKIN

32

Cartera estilo sobre

L A CARTERA ESTILO sobre es la mejor compañera para cuando sales de noche. No alterará tu *look* y siempre apoyará tus esfuerzos por verte elegante. Aprovéchalo. La cartera estilo sobre es aquel elemento que te permitirá hacer ostentación de tu sentido de la fantasía, tu sentido del *glamour*. Vienen varias formas, tamaños, colores y materiales. Le agrega interés a un traje negro. Prueba versiones bordadas con cuentas, de piel de pitón, de colores brillantes, de brocado, de seda/satén. Están todos permitidos. ¡Diviértete! A nivel práctico, asegúrate de que la cartera estilo sobre pueda albergar todas tus pertenencias indispensables —lápiz labial, dinero en efectivo, teléfono celular, tarjeta de crédito. Y luego asegúrate de que calce de manera cómoda bajo tu brazo, porque tal vez lo mejor de esta cartera es que deja tus manos libres para saludar, sostener bebidas, contar historias y exhibir tu anillo de cóctel (ver #4).

EL JUEGO DEL SOBRE

- Prueba algo de lo que generalmente tiendes a evitar: alhajas, metales, madera, *shagreen* (piel de tiburón, galuchat) o asta.

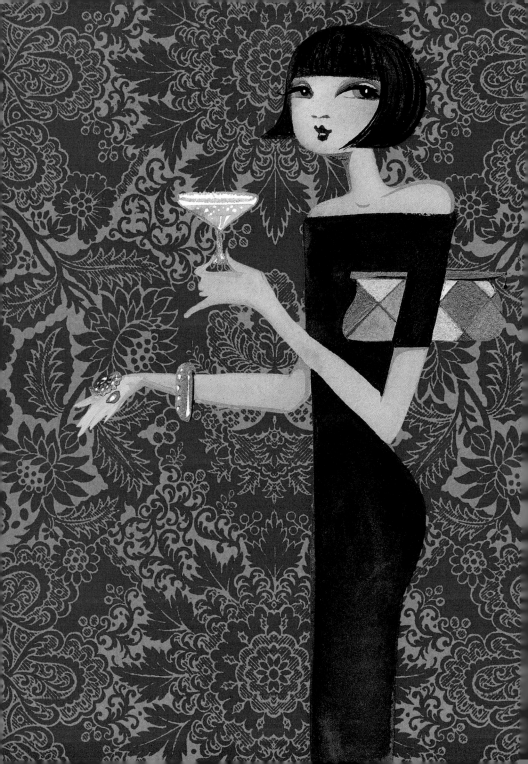

- Éste es un elemento perfecto para comprar en tus viajes. En Asia y Tailandia hacen unos estuches de madera realmente hermosos. En las Filipinas puedes encontrarlos en género tejido de plata. Dondequiera que vayas, con toda seguridad encontrarás una versión única.
- Siempre ten uno dorado y uno plateado para la noche.
- Si no quieres gastar una fortuna, búscalos en tiendas étnicas, mercados de pulgas y tiendas de *vintage*. O pregúntale a la abuela si tiene uno que puedas robarle.
- Míralos como si fueran joyas. Deberían agregarle a tu traje y destacarse.

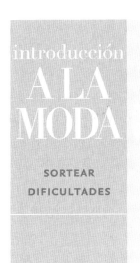

introducción A LA MODA

SORTEAR DIFICULTADES

La idea de la cartera sobre se originó en la era victoriana, cuando las mujeres recatadas llevaban pequeñas carteras decorativas para guardar sus pañuelos y sales aromáticas. No fue sino hasta la Segunda Guerra Mundial que la cartera estilo sobre se volvió un elemento básico de la moda central. Debido al racionamiento durante la guerra, todo tuvo que disminuir su tamaño y se convirtió en la cartera preferida. Cuando el racionamiento terminó las mujeres se rehusaron a abandonarlo y hoy en día es un elemento imprescindible en el guardarropa de toda mujer chic.

LOS FAVORITOS DE UNA EDITORA DE MODA

- Elsa Peretti para Tiffany. Si alguna vez te encuentras con una de estas carteras en plateado, ruega por ella, pídela prestada o róbala. Yo todavía estoy tratando de ponerle las manos encima a una.
- Las carteras estilo sobre de animales de Judith Leiber. No estoy sugiriendo que lleves un animal para todos lados en forma cotidiana, pero es genial para aquellas circunstancias en que quieres agregar un poquito de fantasía a tu *look*.
- Nancy Gonzalez. Tiene una cartera estilo sobre en forma de estuche en todos los colores de cocodrilo posibles (ver cartera de piel exótica, #30, para más información).
- Calvin Klein Box. Es sencilla y minimalista —genuinamente Calvin— y estará aquí temporada tras temporada.
- Bottega Veneta Knot. Tejida y con cierre en forma de nudo. Cuesta una fortuna, pero está permitido soñar.
- VBH Envelope. Mi favorita. Es una cartera sencilla y elegante que se consigue en cuero o piel exótica.
- R & Y Augousti. Se especializa en diseños de *shagreen* únicos.

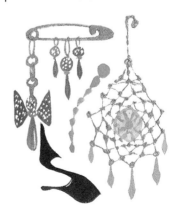

33

Cinturones

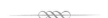

EL CINTURÓN ES un accesorio que a menudo no se toma en cuenta y no se aprecia lo suficientemente, ya que los zapatos y las carteras reciben toda la atención. Sin embargo, un buen cinturón puede hacerte lucir más delgada y compuesta, acentuar tus curvas y agregar un toque especial a un conjunto que de otro modo sería insulso. Un cinturón negro, grueso sobre un vestido negro hará más delgada tu cintura instantáneamente y realzará tus curvas. Un cinturón a la cadera sobre una túnica hará bajar la vista hacia allí. Un cinturón angosto sobre un pantalón de tiro bajo te hace lucir refinada. Pero con el cinturón no se trata sólo de la silueta. Tus cinturones son como joyas. Busca diseños raros, estilos diferentes, materiales (como los de tela) diferentes y grandes hebillas. Prueba cinturones corsé o a la cadera, estilos étnicos y estampados de cocodrilo rojo, de pitón verde, de zebra, etc, etc. Estas son las clases de cinturones que puedes lucir con un vestido blanco, uno negro o incluso tus *jeans* y camiseta —y en segundos transformarán tu *look*.

SECRETOS DE LA INDUSTRIA: **MIS FAVORITOS**

- LAI (Luxury Accesories International). Si quieres un cinturón realmente delgado, LAI es el lugar para encontrarlo.
- Lana Marks. Ofrece los mejores cinturones de cocodrilo.

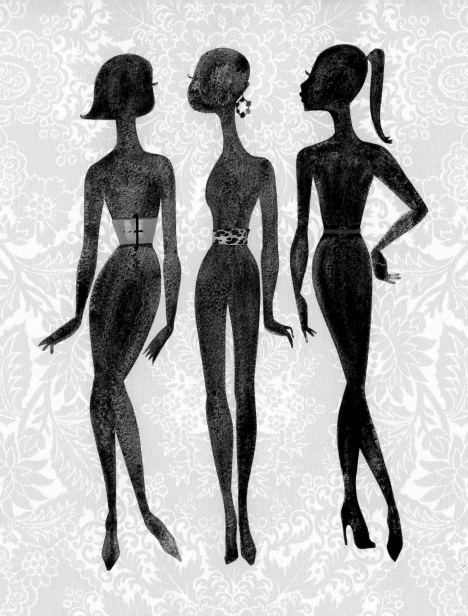

Es terrible desperdiciar una cintura.

ANÓNIMO

- Streets Ahead. Es la fuente para cinturones de roquera con tachuelas.
- Línea Pelle. El oficio italiano en su más fino exponente.
- Como no siempre es el "año del cinturón", los diseñadores no presentan creaciones nuevas cada temporada. Pero con toda seguridad encontrarás un buen cinturón por estos diseñadores de alta costura: Dolce & Gabbana, Gucci, Lanvin, Ralph Lauren, Azzedine Alaia.

ABRÓCHENSE LOS CINTURONES

- Un cinturón ancho alrededor de la parte más delgada de tu cintura crea en un instante un cuerpo tipo guitarra. ¡Apriétalo!
- Si el cinturón es grande y/o llamativo, usa alhajas sencillas. Deja que el cinturón sea el centro de atención.
- Un cinturón delgado funciona mejor con un pantalón de tiro bajo o de talle alto.
- Un cinturón es una forma maravillosa de tener una prenda de la colección de un diseñador sin gastar una fortuna. Bastantes diseñadores tendrán un cinturón de su firma cada temporada, y si puedes ponerle las manos encima, serás capaz de lograr el *look* sin derrochar en el atuendo completo.

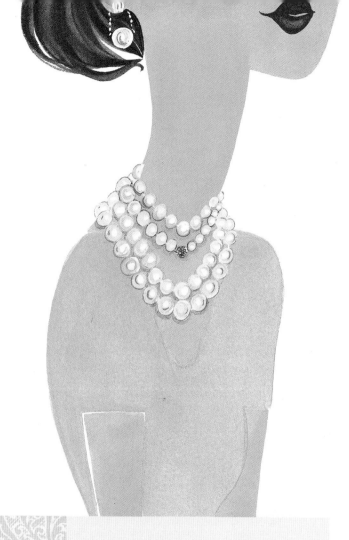

DATOS DIVERTIDOS

- **1916:** el joyero Jacques Cartier compró su tienda en Manhattan —intercambió un collar doble de perlas cultivadas por el edificio.
- **1996:** las perlas falsas de ochenta dólares de Jackie O. se vendieron en una subasta por $211.500.

34

Collar de perlas

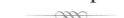

LAS PERLAS LUCEN maravillosas cuando te pones varias en vueltas largas y dramáticas. (Busca en Google, *Coco Chanel in her pearls*; el desfile Lanvin 2005; Sara Murphy, mujer de la alta sociedad que en los años veinte llevaba puestas sus perlas a la playa todos los días —¡como deberíamos hacer todas!). Pero si luces tus perlas de manera demasiado preciosa o las tomas muy en serio, van a perder su estilo. Tienes que ser creativa y no dejar que ellas se te pongan demasiado altaneras. Úsalas con una camiseta delgada de tirantes y un tacón peligrosamente alto. O mézclalas con tu bisutería de fantasía o anchas cadenas de motociclista. Pueden ser auténticas o pueden ser falsas. Realmente no importa —pero no deben ser nunca, nunca, altivas.

DÓNDE COMPRAR

- MIKIMOTO. Si tienes el dinero, aquí encontrarás las mejores.
- LANVIN EN GROSGRAIN RIBBON. Esos collares son tan sorprendentes que fueron exclusivamente responsables de poner a Lanvin de vuelta en el centro de atención de la moda en 2005.
- EBAY o tu tienda de alhajas de fantasía local tiene selecciones fabulosas de imitaciones a bajo costo.
- MIS FAVORITAS SON perlas barrocas (de forma irregular) que son imperfectas y vienen en otros colores además del blanco.

35.
Collar impactante

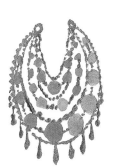

Un COLLAR IMPACTANTE es grande y llamativo (algunos hasta pueden ser increíblemente teatrales y dramáticos —por supuesto, de manera adecuada). El collar impactante es el equivalente en la moda a una actriz secundaria que se roba el *show*. Cuando está bien hecho, es algo verdaderamente hermoso. El nivel más alto de actrices jóvenes de Hollywood estará de acuerdo en que a veces es mejor dejar que el accesorio sea el que se destaca (piensa en Jennifer Garner, Nicole Kidman y Cate Blanchett en los Oscars de 2008). Pero en la alfombra roja, los collares impactantes cuestan bastante dinero (razón por la cual generalmente son prestados) y se imponen de manera más seria. En la calle, puede ser que no sean tan caros y por eso hablan un idioma totalmente diferente.

Al igual que el anillo de cóctel, el collar debería ser grande y no necesita ser real. Y es mejor si tienes varios. La belleza de poseer una

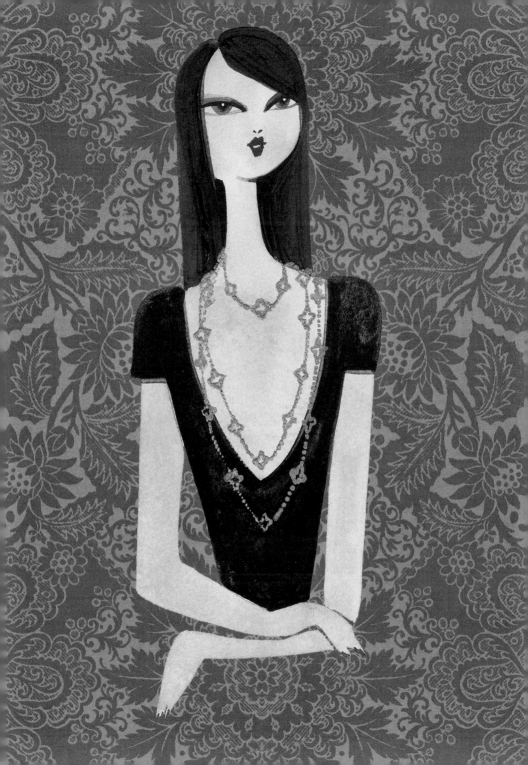

colección de alhajas que se imponen (sean auténticas o de fantasía) es que te permiten lucir tu vestidito negro (#92) de reserva una y otra vez y así mismo empujar tu *look* más y más allá hasta llegar al del nivel de la *fashionista*. Tu *look* nunca se agotará mientras esté acompañado por el collar perfecto. Nunca.

PRESENTA TU CASO

- No uses tu collar impactante cuando tengas puesto tu Pucci (#71). Va mejor sobre un fondo simple. Por lo general, demasiado es, simplemente, demasiado. Recuérdalo siempre.
- Es imprescindible cuando viajas —puedes llevar dos vestidos y tres collares impactantes y arreglártelas por una semana.
- Un buen collar impactante es tu elemento fundamental para hacer un cambio rápido. Si necesitas que un atuendo vaya de conservativo a experimental en exactamente sesenta segundos, un collar impactante y un buen par de zapatos de tacón aguja (#98) es todo lo que necesitas.

MIS FAVORITOS

El collar impactante comunica un mensaje claro. Le cuenta al mundo un poquito acerca de la chica que lo lleva puesto. Establece una buena onda y pinta un retrato. Algunos pilares de las revistas de moda incluyen los siguientes:

- Tom Binns. Para las páginas de la princesa pop.
- Van Cleef & Arpels. Para las páginas de la parte caché y sofisticada de la ciudad.
- Marni. Para las páginas del *boho* moderno.
- Cuentas enormes o diseños étnicos del mercado de pulgas marroquí. Para las páginas del *boho* original.

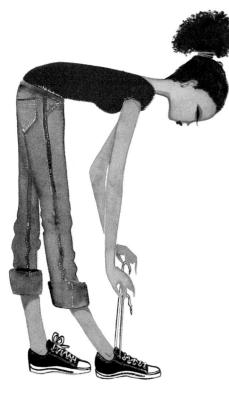

36.
Converse

E L SUPREMO TENIS de una chica con estilo. Este es el calzado que siempre usan las modelos cuando salen de las sesiones de fotografía y que toda chica urbana viste cuando no está en el trabajo. Las hace lucir como si no se hubiesen esforzado mucho y como si no hubiesen pensado demasiado en su *look*. Los usan con faldas o *jeans* angostos y camisetas blancas lisas. Cada vez que veo a las muchachas luciendo los Converse, me enamoro de su estilo relajado.

Converse se ha vuelto famosa por sus colaboraciones con los artistas. Para su centenario, la compañía lanzó la iniciativa Red Converse 1HUND(RED) para ayudar a recaudar fondos para eliminar el SIDA en África. El proyecto 1HUND(RED) es a nivel global de un año para el cual Converse le ha encargado a cien músicos, artistas gráficos y artistas de graffiti de todo el mundo que crean diseños exclusivos. La iniciativa incluye un programa "Make Mine Red" (háganmelos rojos) que le permite al cliente elegir colores y motivos y así obtener un par personalizado, lo cual es otro indicio de cuán en contacto está Converse con la gente *cool* urbana.

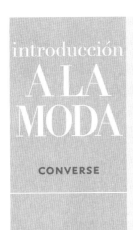

introducción
A LA
MODA

CONVERSE

Los tenis Converse fueron creados como un calzado para los jugadores de básquetbol hace cien años y permanecieron calzado atlético hasta la década del cincuenta, cuando los Beach Boys, James Dean y Elvis comenzaron a lucirlos sobre el escenario y en el cine. Los adolescentes empezaron a usarlos también y Converse se convirtió en algo más que un calzado de atletas. En los años sesenta, la compañía capitalizó sobre la clientela y comenzó a producir tenis Converse en diferentes colores (antes se producían sólo en blanco y negro) y creó la versión de corte bajo *oxford*, que sigue siendo la favorita de sus seguidoras hoy en día. Hoy los encontramos junto a los Louboutins y los Manolos en los guardarropas de las mujeres.

DATOS DIVERTIDOS

- **EL SESENTA POR CIENTO DE LAS AMERICANAS** afirman haber tenido al menos un par de Converse en sus vidas.
- **LOS CONVERSE *HIGH-TOPS*** también son llamados Chuck Taylors, porque en 1918, una estrella del básquetbol de la escuela secundaria, Chuck Taylor, comenzó a usarlos, y después empezó a promocionarlos dándoles su nombre.

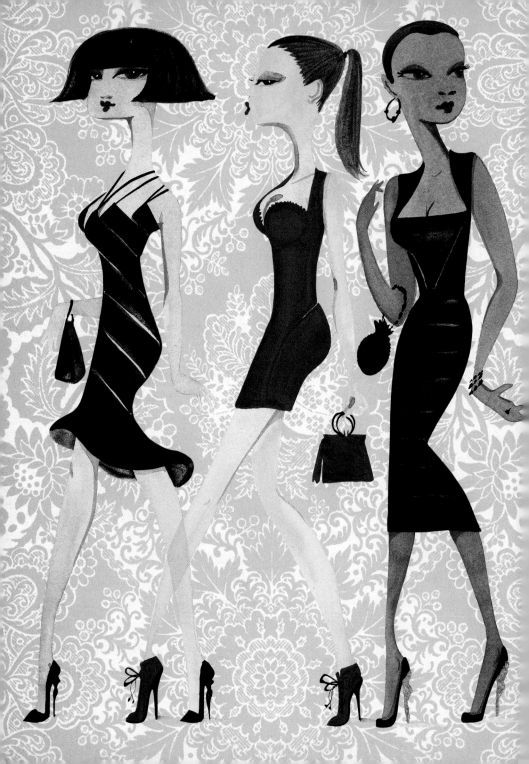

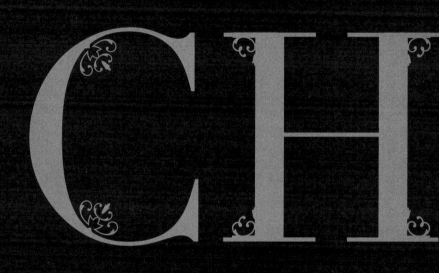

37.
Champán de buena calidad

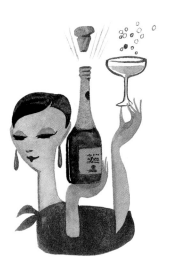

ARK TWAIN DIJO: "Demasiado de cualquier cosa es malo, pero demasiadas copas de champán sí que está muy bien." Tal vez no fue su intención hacer de esto un consejo práctico, pero ciertamente podemos tomarlo como si lo fuera, ¿no? El champán es una bebida para la celebración, y por lo tanto, siempre se debe tener una botella lista. Debería abrirse para grandes ocasiones, pequeñas ocasiones o cualquier ocasión. La vida es demasiado corta como para guardar nuestra mejor ropa o nuestro mejor champán para los grandes eventos. A tomarla toda. Nadie puede decirle no a las burbujas.

- MOËT HENNESSY. La compañía se remonta a 1743 y era el champán de Napoleón y Jefferson y la reina Isabel. En 1987, se unió elegantemente con Louis Vuitton. ¡Qué par que forman!
- MOËT ET CHANDON'S DOM PERIGNON. Llamada así por el monje Dom Perignon, a quien erróneamente se le adjudica el mérito de haber descubierto el champán. Dice la historia que dijo: "Ven rápido. Estoy bailando las estrellas". Aparentemente la historia no es verídica. De todos modos, es una buena cita (y un gran champán).

Hay un momento en la vida de toda mujer en que lo único que la ayuda es una copa de champán.

BETTE DAVIS

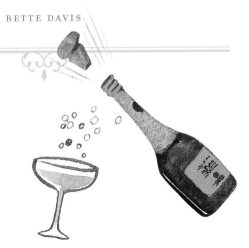

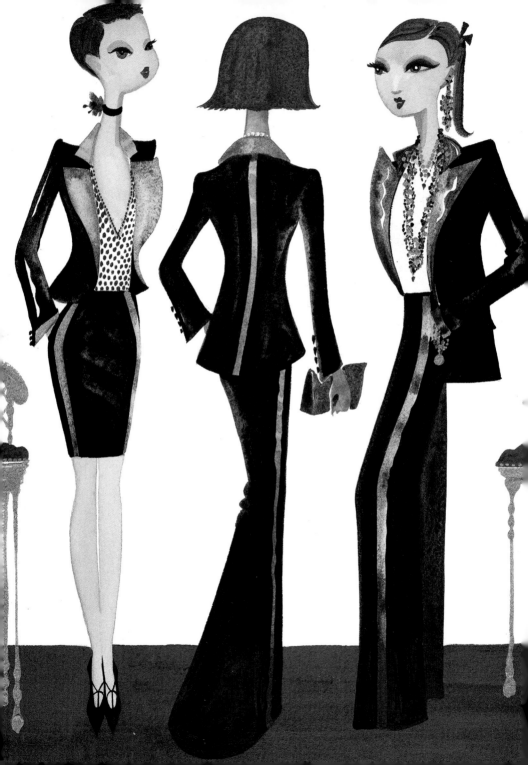

38.
Chaqueta de esmoquin

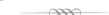

PUEDE SER QUE hayas notado que hay un buen número de prendas en esta lista que han sido abiertamente robadas de los guardarropas masculinos, y eso se debe a una buena razón: lo andrógino siempre es chic y experimental. Pero puede haber sido Marlene Dietrich con su viejo esmoquin que realmente comenzó la moda contemporánea de mezclar géneros. El mundo quedo tanto estremecido como escandalizado. Ninguna mujer se había llegado a atrever a usar ropa de hombre de forma tan abierta. Y en 1965, Yves Saint Laurent usó la imagen de Marlene como inspiración para crear su chaqueta de esmoquin. Con las fuerzas de Marlene y YSL respaldándolas, las mujeres comenzaron a disfrutar del poder que proviene de usar la chaqueta de esmoquin de varón (entallada para ajustarse al cuerpo de una mujer, por supuesto), y se enamoraron por siempre. Cuando el fotógrafo Helmut Newton capturó a Vibeke luciendo un esmoquin de YSL en los años setenta, la moda (y la foto) fue solidificada para siempre en la historia de la moda.

Se trata del estilo, no de la moda.
Las modas van y vienen, pero el estilo es eterno.

YVES SAINT LAURENT

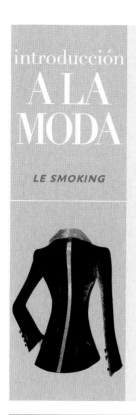

introducción
A LA
MODA

LE SMOKING

La chaqueta de esmoquin a menudo es llamada *le smoking*, debido al término inglés original *smoking suit* que se refería a un traje para usar en casa.

La chaqueta de esmoquin fue propiedad exclusiva de los hombres hasta 1966, cuando Yves Saint Laurent produjo una colección primavera/verano que invitó a las mujeres a entrar al mundo de *le smoking*. En un instante de estilo revolucionario, YSL envió a sus modelos por la pasarela luciendo chaquetas de esmoquin, y puso al mundo de la moda de cabeza. De la noche a la mañana, redefinió la silueta femenina y les ofreció a las mujeres una alternativa audaz al vestidito negro. Un sinfín de íconos del estilo se convirtieron instantáneamente en fanáticas de la prenda: Catherine Deneuve, Betty Catroux, Francoise Hardy, Liza Minnelli, Loulou de la Falaise, Lauren Bacall y Bianca Jagger.

La chaqueta de esmoquin de YSL hizo que lo andrógino luciera chic y elegante. Les dio a las mujeres un sentimiento de poder y cambió la forma en que se veían a sí mismas. Como Catherine Deneuve dijo: "Realmente me hace sentir diferente como mujer; cambia gestos".

ESMOQUIN CON ESTILO

- No debería quedarte como una chaqueta de varón, sino que, más bien, debería ser angosta y ajustarse perfectamente a tu cuerpo (ver *blazer* #10).
- Prueba una con doble solapa si eres alta.
- Ponle un broche en forma de flor en la solapa para jugar con lo andrógino con estilo.
- Si te atreves, no te pongas nada por debajo. *Sexy*.

39.
Chaqueta de *jean*

L AS IDAS Y vueltas de la chaqueta de *jean* claramente revelan cómo la moda se reinventa década tras década. Justo cuando piensas que es una reliquia, la vieja chaqueta de *jean* regresa. En los años cincuenta, fue popularizada por los *greasers*. Y en los años sesenta y setenta, Janis Joplin y los hippies se apoderaron de ella, usándola en las protestas por la paz y los festivales de *rock* (a veces hasta la combinaban exitosamente con un par de *jeans*), y los *greasers* quedaron olvidados. Luego, en los años ochenta, todos querían tenerla —los grupos de *rock*, los *punks*, las princesas (armadas con sus aplicadores de cuentas y brillos) y muchos más. Se convirtió en un sinónimo de la década tan importante que en toda fiesta temática de los años ochenta, siempre se encontraba un contingente de chaquetas de *jean*. Y en los años noventa, Ralph Lauren tomó prestada la chaqueta de los chicos locos, la combinó con largas faldas silvestres, botas de vaquero y joyas de turquesa y de repente fue como si esa hubiera sido la manera en que siempre se ha llevado puesta. Hoy en día, cuando vemos versiones cortas y reducidas puestas en las modelos y actrices del momento, abandonamos todas las nociones de las décadas pasadas y nos proponemos a reclamar de nuevo nuestra vieja chaqueta de *jean* clásica.

EXPERTAS EN *JEANS*

- Sé extrema. Debería ser o realmente oscura o realmente gastada.
- Cómpratela de una talla más pequeña de la que generalmente llevas o busca un modelo realmente entallado.
- Por lo general, no la uses con otra prenda de *jeans* azul. El traje de *jeans* es estrictamente para los vaqueros, o sea, para los que realmente hacen rodeos y arrean ganado. ¡Pero una chaqueta de *jean* azul con pantalones de *jean* blancos sí puede lucir bien!
- Cada diseñador de *jean* tiene al menos una versión de la chaqueta, pero algunas de las grandes fuentes incluyen: Levi's, A.P.C., Diesel, Marc by Marc Jacobs. Y por supuesto, no olvides de buscar en las tiendas de ropa antigua.

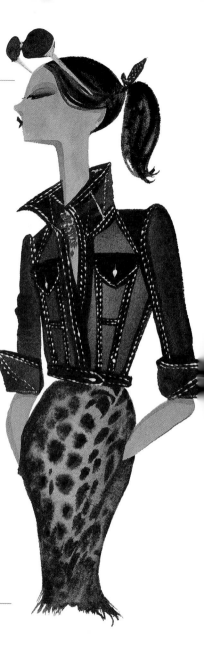

40

Chaqueta de motociclista

H A SIDO PARTE del uniforme perpetuo de las chicas *cool* por bastante tiempo. Es la chaqueta codiciada de la subcultura: los motociclistas, los roqueros, los *punks*, los *metalheads*, los rebeldes (con o sin causa). Y, dado que el mundo de la moda ama a la subcultura, la chaqueta de motociclista siempre será la chaqueta preferida por la gente con mucho estilo. Cada modelo, actriz y cantante tiene su vieja y fiel versión que se echa encima cuando siente que necesita ese elusivo factor *cool*. Debe estar en tu guardarropa para días en que quieres estar en sintonía con Françoise Hardy o Marianne Faithfull o los Sex Pistols. O a los tres a la vez —ésta chaqueta definitivamente deja saber que es única.

GRITO REBELDE

- Para evitar lucir como si estuvieras atascada en los años ochenta, procura siempre usarla en negro y evita cualquier cuero brillante, barato. Sólo el mejor cuero se usa para el equipo de motocicleta. También, evita la doble delantera o la delantera cruzada. Pocas pueden lucir eso de forma apropiada a un estilo rebelde.
- Las proporciones son clave. Tiene que ser más grande

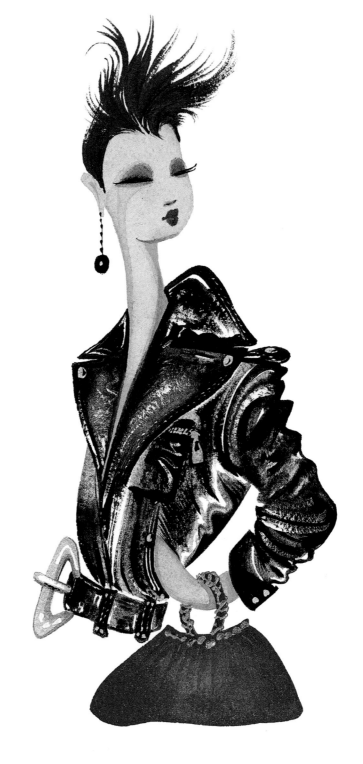

que tu talla normal o te debe quedar ajustada, o sea, o se la robas a un muchacho o la consigues en una talla más chica que la tuya. No hay punto medio.

- Si está maltratada es mejor. Y si la consigues en una tienda de ropa vieja y antigua, perfecto —todas las chaquetas hechas con el mejor cuero parecen estar escondidas en las tiendas de *vintage* de Los Angeles. (Hay algunas prendas que se encuentran mejor en las tiendas de *vintage* de Los Angeles, y ésta es una de ellas.)
- Úsala con pantalones angostos, faldas cortas, *jeans* y faldas de *jean*. Pero también atrévete a combinarla con un vestido femenino o una falda tubo y una camisola. Para un *look* francés, úsala con una blusa marinera, pantalones angostos y zapatitos chatos. No importa con que tipo de atuendo la uses, recuerda de no usar muchas alhajas. La chica rebelde y los diamantes simplemente no viven en armonía.

SECRETOS DE LA INDUSTRIA:
MIS FAVORITOS

- Rick Owens. El nuevo chico más *cool* de la cuadra. Tiene versiones delgadas increíbles que son adoradas por los del círculo de la moda. Owens dice: "Yo describiría mi trabajo como Frankenstein y Garbo enamorándose en uno de esos bares donde la gente lleva puesta solamente ropa de cuero".

- Topshop, H&M, Forever 21. Todas estas tiendas ofrecen versiones que son excelentes, pero no muy caras. Si vamos camino a una sesión de fotografía y necesitamos una chaqueta de cuero a último momento, siempre podemos confiar en estas tiendas. Rebeldes, a pedido.
- Alexander McQueen, Balenciaga, Comme des Garçons, Gucci. Éstos son los de reserva y los pilares. Siempre tendrán una buena chaqueta de motociclista disponible, y puedes estar segura de que será una versión clásica, duradera. El costo puede impactarte un poco pero, a la larga, habrás invertido en una prenda que invoca actitud y descaro. Vale la pena gastar cada dólar.

"¿Contra qué te estás rebelando, Johnny?"

"¿Qué tienes?"

THE WILD ONE,

DONDE MARLON BRANDO CONVIRTIÓ A LA CHAQUETA
DE CUERO EN EL UNIFORME REBELDE

MODA VERSUS FUNCIÓN

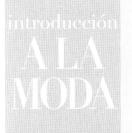

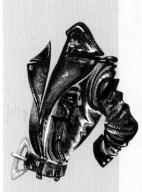

La chaqueta de cuero surgió para cumplir una función: proteger a los motociclistas en caso de que cayeran sobre el asfalto. La original, la Schott Perfecto, fue creada en 1928. En ese momento, la chaqueta se vendía por $5.50 en una tienda Harley-Davidson en Long Island. El diseño era duradero y resistente y fue inmediatamente adoptado por la comunidad de los motociclistas. Todavía se vende (¡aunque ya no por $5.50!) y es un ícono de la moda por derecho propio. Sin embargo, no se parece en nada a las versiones de Rick Owens y de Balenciaga que usamos hoy.

En una chaqueta de motociclista real, cada elemento es práctico. El cuero tiene un grosor de al menos un milímetro, que sirve para proteger a los motociclistas. También hay bastante espacio utilizable en los bolsillos y mayor protección contra el clima. La espalda es ligeramente caída de modo que el motociclista pueda inclinarse hacia adelante con comodidad y evitar que le entre el viento. Las mangas generalmente ya vienen curvas. Una chaqueta de cuero creada para la moda no tiene ninguna de estas características. El cuero es generalmente mucho más fino, los bolsillos se colocan más por estética que para guardar cosas, las mangas no vienen curvas, etc. Pero, por supuesto, si la chaqueta de cuero está bien hecha, lucirá con estilo de todos modos —ya sea que estés andando en motocicleta o recorriendo el circuito de clubes nocturnos.

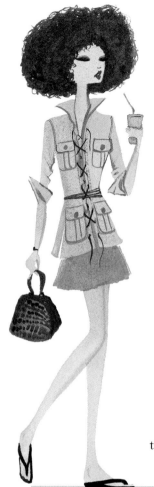

41.
Chaqueta de safari

L A CHAQUETA DE safari todavía trae a la memoria imágenes de gente adinerada en un safari por África, razón por la cual probablemente haya mantenido su atractivo por más de cincuenta años. Me encanta el *look*. Tan Veruschka en YSL. ¿Quién no quiere lucir como si estuviera yendo a un safari en Kenya, aún cuando esté simplemente de ida a Starbucks? La chaqueta de safari es una de esas prendas que siempre ha estado presente en la rotación de la pasarela. Tal vez no esta presente para todas las temporadas, pero siempre regresa.

Nunca debemos confundir la elegancia con el esnobismo.

YVES SAINT LAURENT

CAZA MAYOR

- No lo tomes tan al pie de la letra. No vayas a Abercrombie & Kent para conseguir una auténtica. En lugar de eso busca versiones que han sido alteradas para que sean atractivas y a la moda: estilo corto, manga corta, pliegues y alforzas.
- Si quieres sonar como una esnob de la moda, llámala una *Saharienne*, que es el nombre tomado de la colección original de YSL.
- Casi siempre puedes encontrar una buena versión en Michael Kors o Banana Republic.
- Como debes hacer con cualquier prenda que sea decididamente masculina, combina la chaqueta con algo decididamente femenino y lograrás un contraste elegante.
- Es también una gran alternativa para el *blazer* (#10).

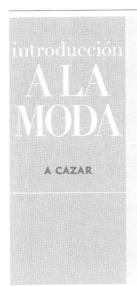

introducción
A LA
MODA

A CAZAR

La chaqueta fue inventada para los que iban de safari y probablemente se remonta al 1800, cuando los oficiales militares británicos la usaban en climas tropicales. En los años sesenta, la chaqueta que una vez fue utilitaria comenzó a transitar por las pasarelas e ingresó en la jungla urbana. Fue en las manos de Yves Saint Laurent (¡el maestro!) que la prenda se convirtió en un monumento de la moda. En 1968, el diseñador hizo debutar su colección *Saharienne*, y dio a conocer su primera chaqueta safari de alta costura. El mismo año, el novio de la modelo Veruschka la fotografió luciendo una chaqueta YSL con una minifalda, un sombrero hecho jirones y un cinturón a la cadera. Fue una foto vista alrededor del mundo y la chaqueta safari se convirtió en una prenda imprescindible desde entonces.

42.
Chaquetón de marinero

E N LAS NOCHES frías de invierno, en los lugares más populares de la ciudad, frecuentemente verás a una chica que anda con un chaquetón de marinero puesto. Ella tiene ese *look* de modestia, de sencillez. Si le preguntas en dónde consiguió su abrigo, probablemente te dirá que lo encontró en una tienda del Ejército-Marina. Setenta dólares. Fantástico. Y te comprometes a ir en busca de uno para ti.

¿Qué hace que el chaquetón de marinero sea tan deseable? Seguramente es lo sencillamente práctico que es. Todos sus detalles —la cálida lana, el frente de delantera doble, los botones grandes (mejor si están estampados con la imagen del ancla, por supuesto), y esas solapas inmensas divinas— fueron elegidos por la Marina para que cumplieran una función, no por que querían estar a la moda. El chaquetón ha existido desde que los británicos y los holandeses lo crearon hace 300 años, y ha perdurado a través de tres siglos de uso naval y de caminatas alrededor del mundo, de modo que es seguro decir que definitivamente tiene el poder de permanecer como prenda favorita por mucho tiempo más.

¿ADÓNDE, OH, ADÓNDE CONSIGO UNO?

- La tienda del Ejército-Marina tiene el mejor. Ve a la fuente, si puedes.
- Si quieres buscar en otro lado, la forma clásica ha sido copiada por todos desde H&M hasta YSL. Pero trata de conseguirlo tan parecido al original como sea posible de modo que te dure por mucho tiempo.
- Asegúrate de que el material sea lana firme. No quieres un género de algodón suave, porque de ese modo pierdes ese cuello firme que es la mejor parte del abrigo (bueno, en mi opinión).
- Busca los colores clásicos: azul marino, negro, gris o verde. Cualquier otro color luce como si viniera de un universo alternativo.
- Las proporciones deberían ser un poquito ancho y un poquito grande. Este abrigo no debe quedar entallado.

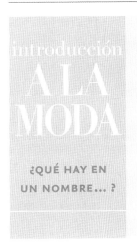

introducción
A LA
MODA

¿QUÉ HAY EN
UN NOMBRE... ?

La palabra *peacoat* —o sea, chaquetón de marinero en inglés— viene de la palabra holandesa *pij*, que es un tipo de tela usado con frecuencia para hacer este abrigo.

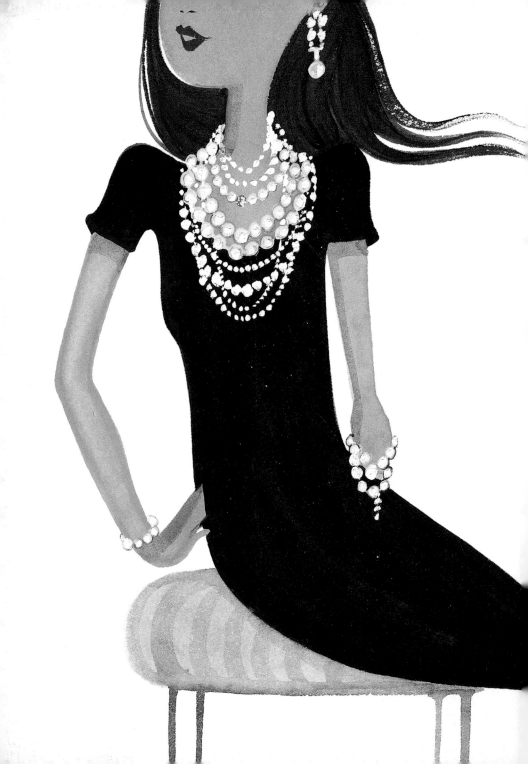

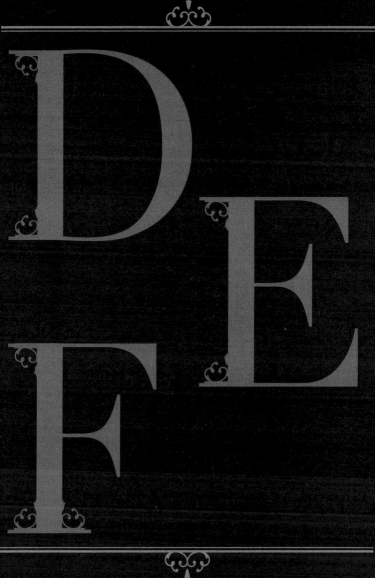

D
E
F

43.
Dinero furioso

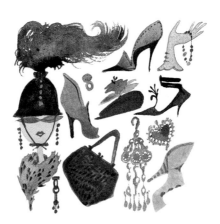

E L DINERO FURIOSO es el billete de cincuenta dólares de repuesto que deberías conservar en un bolsillo secreto de tu cartera. Ponlo allí y olvídate de él. Tienes permitido gastarlo sólo en emergencias, y tan pronto como lo gastes, debes reponerlo.

La expresión "dinero furioso", o *mad money* en inglés, fue acuñado por Howard J. Savage al final de un artículo sobre la jerga en Bryn Mawr College. Él lo definió como "dinero que una chica lleva consigo por si tiene una discusión con su acompañante y desea irse a casa sola". Yo lo defino como "dinero que una chica lleva consigo por si tiene una pelea con su cita y quiere irse a casa sola, o pasa por una tienda *vintage* que no acepta tarjeta de crédito y encuentra el vestidito negro perfecto, la cartera estilo sobre perfecta o el anillo de cóctel perfecto".

44.
Esmalte de uñas

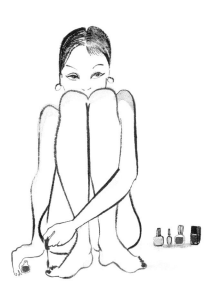

CUANDO USAS ESMALTE de uñas deberías irte a los extremos. Siempre. Inclínate por el rojo vampiro o un rosado bien clarito. Tal vez negro satén si quieres un estilo gótico o *punk rock*. Pero no eches mano a la paleta de colores intermedios. Los corales y los fucsias simplemente plantearán problemas. Si no puedes decidirte, usa esmalte transparente. Te hará lucir bien arreglada y completará tu *look* de modo refinado.

LOS CUATRO ESMALTES DE UÑA MÁS IMPORTANTES PARA MANTENERTE EN MODA SON

- EL ROJO. Chanel Vamp (llamado Rouge Noir en Europa). Este tono nunca me ha fallado.
- EL ROSADO CLARITO. Essie Ballet Slippers. Es claro, sencillo, femenino, clásico.
- EL NEGRO. Chanel Black Satin. Duro, de manera positiva.
- EL TRANSPARENTE. OPI Designer Series Topcoat. Deja ver que estás lista para enfrentar cualquier cosa. Sin escándalos, sin desórdenes.

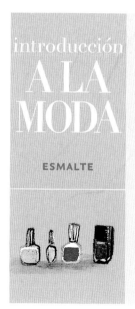

introducción
A LA
MODA

ESMALTE

El esmalte de uñas fue inventado hace 5.000 años por la dinastía Ming. La realeza china usaba esmalte de uñas de colores acordes a los de la dinastía del momento (dorado y plateado durante la dinastía Chou, rojo y negro durante la dinastía Ming, etc.). Los egipcios también teñían sus uñas con la planta de *henna* marrón rojiza y usaban esmalte como marca de rango. La reina Nefertiti usaba un rojo rubí y Cleopatra usaba un rojo óxido (¡estas reinas con tanto estilo!), pero a las mujeres de rango más bajo se les permitía usar sólo colores bien pálidos. Obviamente, el esmalte usado hoy en día no implica realeza o rango sino que es una cuestión de gusto y de ubicación —de modo que elige con sabiduría, ya que la gente lo nota. Yo lo noto.

45.
Estampados de animal

LAS MUJERES QUE realmente tienen estilo siempre son osadas y nunca aburridas. Están dispuestas a incursionar con los leopardos, las chitas, las cebras. Ahora más que nunca, en lugares urbanos como Nueva York, Miami, Chicago y Los Angeles, nuestra forma de vida parece asemejarse a las junglas y sabanas de África o Sudamérica. Somos salvajes. Y por eso es que a veces necesitamos demostrarlo un poquito.

Un accesorio con estampado de animal te permite ser un poco audaz y te permite agregar ese ligero toque de peligro a ese conjunto que, de otro modo, luciría aburrido. Le deja saber al mundo que eres un poquito más peligrosa de lo que tal vez aparentas. ¿Y que tal un vestido entero con estampado de leopardo? El lucirlo envía el claro mensaje de que no eres un adorno, sino que eres una fuerza para tener en cuenta. Pero recuerda que cuando te pones un estampado de animal, existe una línea bastante fina entre lo chic y lo de mal gusto. Tenlo presente cuando te sientas dispuesta a mostrarle tu lado primitivo al mundo.

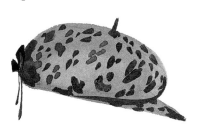

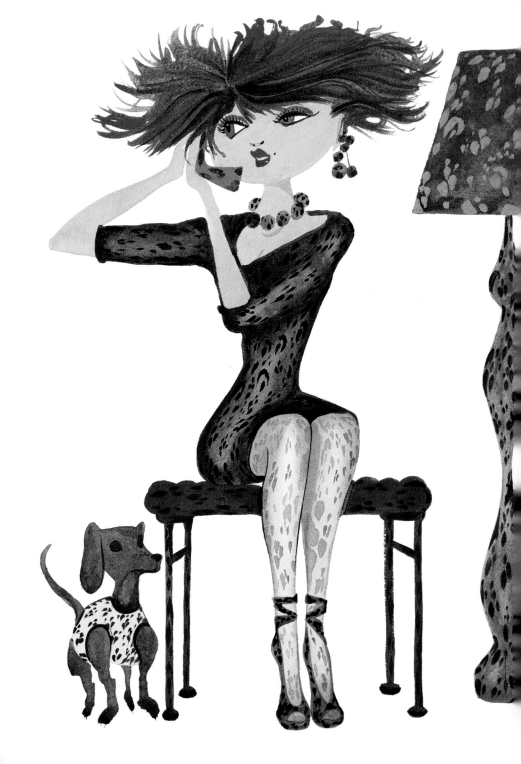

BIENVENIDA A LA SELVA

Para siempre lucir con buen estilo, recuerda:

- Comprar un estampado con pedigrí (Dolce & Gabbana o YSL) es la mejor forma de evitar el *look* chabacano que a veces se asocia a los estampados de animal. Hay prendas que puedes conseguir por poco dinero. Ésta no debería ser una de ellas.
- Ponte solamente una prenda con estampado de animal a la vez. Si te pones varias lucirás como un animal arrollado por un auto.
- Todo lo demás que vistas debe ser sencillo, incluso severo. Combina el estampado de animal con colores neutros (negro, blanco, camello, caqui). El resto de tu conjunto debe ser clásico para que el estampado de animal se lleve solo.
- Cuando vayas de compras, recuerda que en un buen estampado de animal, los colores son conservadores (¡nunca rosa o azul o amarillo!). Que no se te pase la mano, ¡pero si no llevas nada de estampado puesto, no llegarás a ningún lado!

¿Por qué hacer todo negro, negro, negro?
La moda debería ser divertida y poner a la mujer en el
centro de atención con un poquito de riesgo, ¿sabes?

ROBERTO CAVALLI

46.
Falda tubo

A FALDA TUBO trae inmediatamente a la mente la imagen de la mujer fatal —las mejores que ofrece el cine *noir*. La falda tubo tiene un poder en sí, una cierta sofisticación. Pero también hay una sexualidad subversiva ya que puede hacer lucir tus piernas sin mostrarlas para nada. ¡Qué ilusión! Afirma feminidad, pero también afirma poder, que es la mejor característica que una falda puede tener: feminidad poderosa. Y la mujer elegante que tiene buen sentido común está consciente de esa combinación. Camina con seguridad con su tacón alto, y pretende ni darse cuenta del revuelo que causa su falda tubo.

Aunque la ropa no hace a la mujer, ciertamente tiene un gran impacto sobre su autoestima —lo cual, creo, que sí hace a la mujer.

MARY KAY ASH

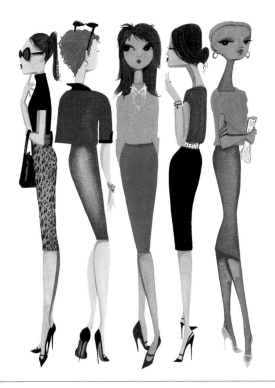

TOMANDO NOTA

- El ruedo debería caer justo debajo o justo arriba de la rodilla.
- Luce mejor cuando se usa junto con tacón altísimo.
- Prueba con una versión de talla alta para alargar la línea de tu cuerpo.
- Siempre debería ser ceñida, pero nunca *demasiado* ajustada.
- Debería tener un tajo o podría ser difícil caminar o sentarse. Ten presente ese detalle de confección.
- Un poquito de elástico en el género hace que sea inconmensurablemente más cómoda cuando caminas.

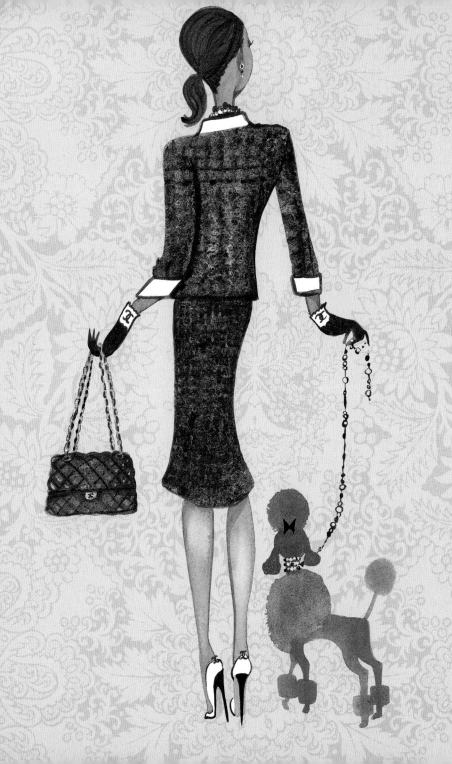

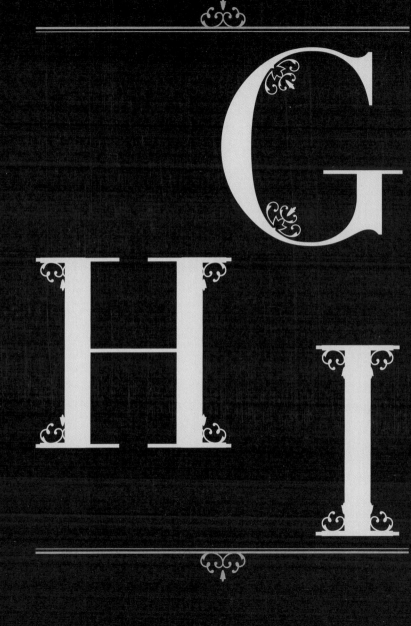

47

Gafas de aviador

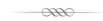

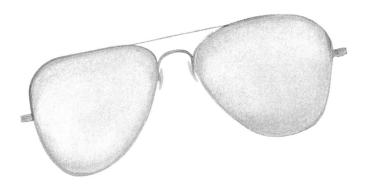

UANDO PIENSES EN las gafas de aviador, piensa en Kate Hudson en la película *Almost Famous*, en Tom Cruise en *Top Gun*, en Brad Pitt en *Fight Club*, en Leonardo DiCaprio en *The Aviator*. La belleza de las gafas de aviador es tal que lucen perfectas en la chica fanática de los años setenta (Penny Lane), el piloto militar de los años ochenta (Lt. Pete "Maverick" Mitchell), el lunático de los años noventa (Tyler Durden) y, por supuesto, en el aviador de los años treinta (Howard Hughes). Son gafas eterna y universalmente elegantes que instantáneamente comunican el mensaje de que eres *cool*. Puedes usarlos mientras vistas con tus *jeans* viejos o con tu chaqueta entallada de YSL nueva y te verás igualmente al día.

- Las gafas de aviador clásicas son de marca Ray-Ban, pero casi todos los diseñadores y casi todos los niveles de precio tienen una buena versión. Procura mantenerte fiel al diseño original. Michael Kors y Ralph Lauren ofrecen buenas versiones.
- Evita comprar gafas de aviador que tengan mucho brillo. Nada aparenta verse más barato y de mal gusto que los vidrios espejados o los marcos con mucho brillo. El marco debería ser de un tono opaco plateado o dorado.
- Busca versiones que sean de la época. O sea que cuanta más historia tengan, mejor, pues lucirás más provocativa y a la moda.

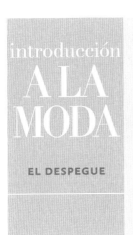

introducción
A LA
MODA

EL DESPEGUE

En 1936, el gobierno de los Estados Unidos le encargó a Ray-Ban que diseñara gafas de sol para los pilotos de la Fuerza Aérea. Los pilotos querían algo que les brindara la protección de las antiparras de aviación pero que no fuera igual de pesado. Ray-Ban presentó su diseño, el cual se convirtió en un éxito inmediato. Después de más de setenta años, las gafas de sol siguen siendo populares y el modelo que los aviadores usaron en 1936 es el mismo que todavía usan los diseñadores de alta costura y las celebridades hoy en día.

FANÁTICOS FAMOSOS

Madonna	Steve McQueen	Angelina Jolie
Kate Hudson	Jim Morrison	Jack Nicholson
Marlon Brando	Steven Tyler	Lauren Hutton

¿Muchachos, alguno de ustedes ha visto un portaaviones por aquí?

LT. PETE "MAVERICK" MITCHELL, *TOP GUN*

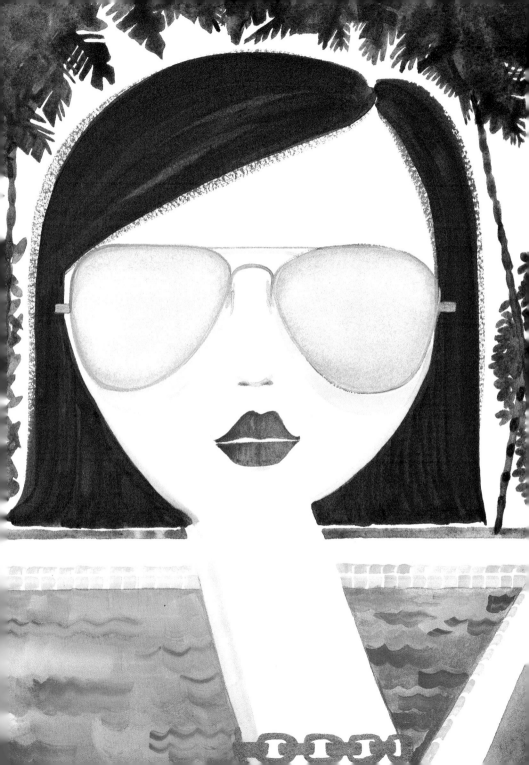

48.
Gafas de sol Wayfarer

L AS GAFAS DE sol Wayfarer de Ray-Ban han sido usados por todos desde Kim Novak a Mary-Kate Olsen, desde Bob Dylan a Chloë Sevigny. Fueron creados en 1952 y explotaban la nueva tecnológica de los plásticos del momento. Los distintivos marcos trapezoidales y las patillas robustas tenían por objetivo hacer que los anteojos lucieran masculinos, dado que originalmente habían sido pensados como anteojos para sol para hombres. Pero en 1954, cuando Kim Novak los lució en Cote d'Azur, fue claro que ya no serían anteojos exclusivamente masculinos. Aunque eran populares entre los hombres —John Lennon, Roy Orbison— fue la querida Audrey Hepburn (mi diosa) quien hizo que las gafas Wayfarer parecieran tan completamente femeninas cuando los lució en *Breakfast at Tiffany's*. En los años sesenta, cuando se estrenó la película, todas las chicas tenían que tener un par. Las gafas Wayfarer se pusieron de moda en forma intermitente durante algunas décadas, pero siempre regresaban con fuerza. Ahora que ha pasado más de medio siglo desde la concepción de las gafas Wayfarer, creo que vale decir que son un ítem que no se irá.

PERSONAJES EN LA SOMBRA

- 1961: Audrey Hepburn en *Breakfast at Tiffany's*
- 1980: John Belushi y Dan Aykroyd en *The Blues Brothers*
- 1983: Tom Cruise en *Risky Business*

- **1984 a 1989**: Don Johnson en *Miami Vice*
- **1985**: Madonna en *Desperately Seeking Susan*

A CAMINAR

- Las versiones con marco rojo y blanco tienen sus momentos de gloria, pero el marco negro es el modelo sublime.
- Todos esos anteojos para sol grandes, llamativos y anónimos, van y vienen, pero las gafas Wayfarer nunca te harán lucir como una víctima de la moda.

Tenemos un tanque lleno de gasolina, medio paquete de cigarrillos, está oscuro y llevamos gafas oscuras. vámonos.

THE BLUES BROTHERS

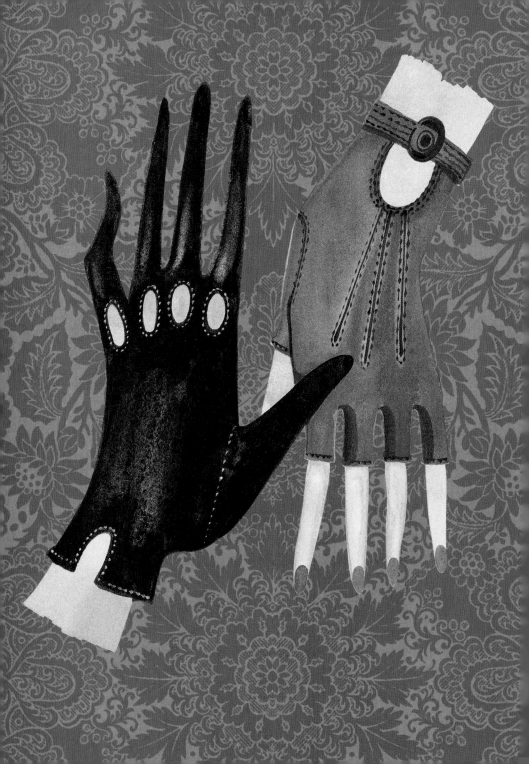

49.
Guantes

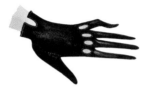

U N GUANTE LARGO de ópera de satén evoca imágenes del *glamour* del viejo Hollywood como ninguna otra cosa. Piensa en Ava Gardner, Rita Hayworth, Vivien Leigh. Rara vez fueron fotografiadas sin guantes. Hubo un tiempo en que ninguna actriz que se respetase a sí misma se dejaba ver en público sin guantes. Los guantes eran un símbolo de elegancia y feminidad. Los guantes desaparecieron de la moda establecida en los años sesenta y setenta, años en los que las mujeres empezaron a resistir todo lo que se percibiera como ataduras de feminidad. Y, seamos honestas, el guante largo de ópera no ha tenido precisamente un regreso estruendoso. Pero cuando ves una mujer que luce guantes chic, apropiados para la situación, es realmente bastante glamoroso.

DATOS DIVERTIDOS

Los primeros guantes de ópera fueron usados en 1566 por la reina Isabel I, que llevaba un par de guanteletes de cuero blancos con ribetes de oro en una ceremonia en Oxford.

AMANTE DEL GUANTE

- Es importante que calcen perfectamente —especialmente sobre los dedos.
- Úsalos con chaqueta tres cuartos como opción más segura.
- Si no puedes conseguir el guante largo de satén, busca un guante atrevido de conducir de cuero o una versión sin dedos (exactamente opuesta al *glamour* de Hollywood, pero perfecta para esos días en que quieres hacer el papel de rebelde).

GRANDES MOMENTOS CON GUANTES

- 1946: Rita Hayworth en *Gilda*
- 1952: Lana Turner en *The Merry Widow*
- 1953: Marilyn Monroe en *Gentlemen Prefer Blondes*
- 1961: Audrey Hepburn en *Breakfast at Tiffany's*
- 1962: Natalie Wood en *Gypsy.*

Debes llevar guantes puestos o no iré. Los guantes son más importantes que cualquier otra cosa.

MEG EN *LITTLE WOMEN*

50.
Havaianas

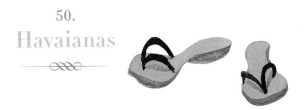

E N Brasil, las Havaianas (que se pronuncian ja-vai-yia-nas) son un tesoro nacional. Son tan imprescindibles que se venden en los supermercados junto con el arroz y los frijoles. Se la llama "la sandalia democrática", dado que todos, desde el ciudadano común hasta el más alto dignatario, las usan. De modo que en 2002, cuando Jean Paul Gaultier lanzó cincuenta modelos por la pasarela en Havaianas, a los brasileros no les llamó tanto la atención como al resto de nosotros. Queríamos saber por qué estas ojotas merecían estar en la pasarela. Y por qué todas las celebridades de repente lucían un par. Y entonces nos las probamos. Y las adoramos. Yo las amo.

Seguro, son bonitas, pero el gran atractivo de las Havaianas es el hecho de que son suaves como la manteca. En cuanto te las calzas, no te las quieres quitar. Te das cuenta del por qué de toda esa obsesión, y empiezas a justificar el uso de ojotas con casi todo.

La felicidad es tener un par de jeans viejos
y un par de havaianas nuevas.

ANÓNIMO

introducción

A LA MODA

OLA INTERNACIONAL

Las Havaianas originales ("hawaiana" en portugués) fueron inspiradas por el Zori, una sandalia de paja japonesa que originalmente se usaba con quimonos. En 1962, el fabricante de zapatos São Paulo Alpargatas tomó esa idea y decidió hacer una versión de goma, que fuera más adecuada para el clima de Brasil. En 2002, la compañía por fin comenzó a exportar las sandalias (aunque hacía mucho que los turistas habían comenzado a contrabandearlas desde Brasil en su equipaje y a venderlas en las *boutiques* europeas).

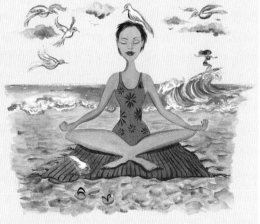

DATOS DIVERTIDOS

Si todas las Havaianas que hay en el mundo fueran puestas juntas de punta a talón, darían la vuelta al mundo cincuenta veces.

51.
Impermeable clásico

CUANDO TIENES PUESTO un impermeable clásico, lo que llevas debajo no importa. ¿A caso te importa lo que llevaba puesto Catherine Deneuve debajo de su Burberry en *The Umbrellas of Cherbourg*? A mí no. Yo estaba tan concentrada en su abrigo impresionante, que había combinado con medias de Nylon y un tacón de locura. Ah, ¡*l'amour!*

Y en ninguna de las películas *noir* que he visto, jamás me he preocupado por lo que la mujer fatal llevaba debajo de su abrigo. Es que ni siquiera quería que la chica se lo quitara porque parecía ser lo único que una debe ponerse mientras está de incógnito. Y quizá el hecho de que el impermeable clásico siempre ha sido objeto de misterio se deba a esas viejas películas. Cuando una chica quiere ser un poquito misteriosa, un poquito inescrutable, un poquito enigmática, ¡un impermeable clásico es imprescindible! ¡Imprescindible! Un gran par de anteojos para sol colaboran con el efecto.

Un sombrero *fedora* tal vez sea un poquito exagerado, a menos que seas una fugitiva. Pero una chica que es perseguida debe hacer lo que haga falta.

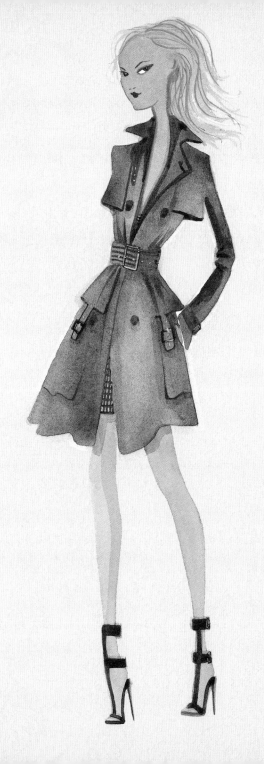

Por supuesto la gabardina caqui es el ejemplar clásico, pero también puedes animarte e ir en busca de un poco de distinción, un poco de color o un poco de dorado.

- PARA LA INVERSIÓN CLÁSICA: Burberry, por supuesto.
- PARA UN TOQUE OSADO: ve a Viktor & Rolf o Rock & Republic.
- PARA UN POCO DE COLOR: Juicy Couture o Gap.
- PARA METÁLICOS: Burberry (de nuevo) o Stella McCartney.

ÍCONOS QUE LUCIERON IMPERMEABLES CLÁSICOS:
- Catherine Deneuve en *The Umbrellas of Cherbourg*
- Audrey Hepburn y George Peppard en *Breakfast at Tiffany's*
- Humphrey Bogart en *Casablanca*
- Meryl Streep en *Kramer vs. Kramer*
- Sophia Loren en *The Key*

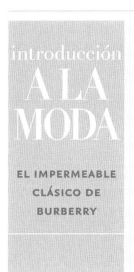

introducción
A LA
MODA

EL IMPERMEABLE
CLÁSICO DE
BURBERRY

Cada detalle del impermeable clásico es puramente funcional, dado que fue creado originalmente como un abrigo para los soldados británicos que pelearon en la Primera Guerra Mundial. Está hecho de gabardina que ha sido tejida firmemente, lo cual la hace resistente al agua. Es lo suficientemente largo como para mantener la lluvia fuera de las botas de los soldados. Se cierra al frente con doble solapa y tiene correas en los puños que son ajustables cuando llueve. Cuando los soldados regresaron a casa después de la guerra, se llevaron sus gabardinas Burberry con ellos y las hicieron acortar para uso diario. El abrigo se convirtió en una institución británica, un pilar del cine *noir* y un elemento básico de la moda tanto para los hombres como para las mujeres.

52.
iPod

L O QUE COMENZÓ como un aparato utilitario es ahora un elemento fundamental de la moda. Esos reconocibles auriculares blancos se han vuelto un accesorio omnipresente en los subtes y patios escolares de todo el mundo (haciéndonos desear que hubiésemos comprado acciones en Apple —¡nuestro fondo para zapatos sería más grande!). Cada vez que aparece una nueva y más pequeña versión, todas corremos a conseguirla, pues deseamos tener el modelo más delgado que haya disponible. Algunas llegarán al extremo de cubrirlo con estuches para iPods de cristal Swarovski y de diseñadores. Eso está bien, pero un iPod habla por sí mismo. Y no importa lo que estés escuchando, más vale que sea fabuloso.

LAS QUE ESTÁN VERDADERAMENTE OBSESIONADAS CON LA MODA TIENEN UNA LISTA QUE ES MÁS O MENOS ESTA...

- "Fashion" ("Moda"), David Bowie
- "Supermodel (You Better Work)" ("Supermodelo [mejor será que trabajes]"), RuPaul
- "I'm Too Sexy" ("Soy demasiado *sexy*"), Right Said Fred
- "Dress You Up" ("Te vestiré"), Madonna
- "Glamorous" ("Glamurosa"), Fergie
- "Rich Girl" ("Chica rica"), Gwen Stefani con Eve
- "Girls in Their Summer Clothes" ("Chicas con ropa de verano"), Bruce Springsteen
- "Blue Jean Baby" ("Chica de *blue jean*"), Elton John

- "Leather Jackets" ("Chaquetas de cuero"), Elton John
- "She's a Rainbow" ("Ella es un arco iris"), Rolling Stones
- "Girl in a T-Shirt" ("Chica en camiseta"), ZZ Top
- "Lady in Red" ("Mujer vestida de rojo"), Chris de Burgh
- "Sunglasses at Night" ("Anteojos para sol por la noche"), Corey Hart
- "Imelda", Mark Knopfler
- "Raspberry Beret" ("Boina color frambuesa"), Prince
- "Diamonds on the Soles of Her Shoes" ("Diamantes en las suelas de sus zapatos"), Paul Simon
- "New Shoes" ("Zapatos nuevos"), Paolo Nutini
- "You Look Good in My Shirt" ("Luces bien con mi camisa"), Keith Urban
- "Addicted to Love" ("Adicto al amor"), Robert Palmer (la version en video)
- "Freedom" ("Libertad"), George Michael (la version en video)

Después del silencio, aquello que está más cerca de expresar lo inexpresable, es la música.

ALDOUS HUXLEY

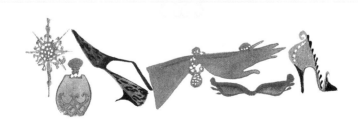

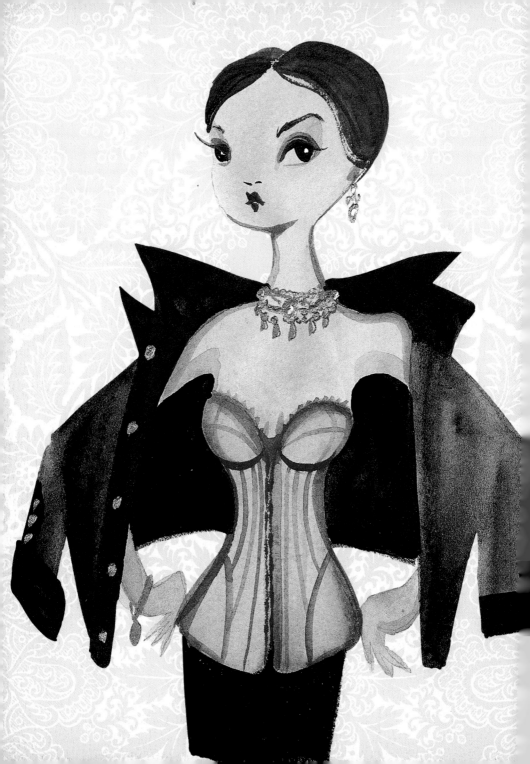

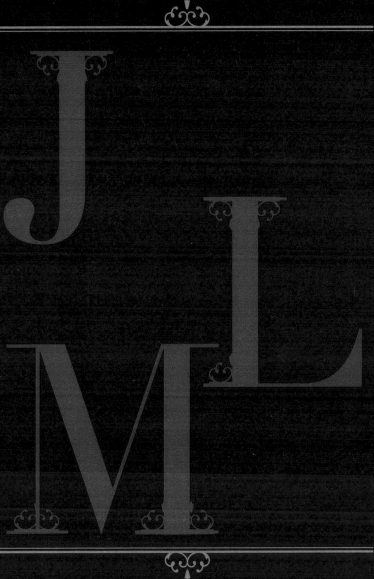

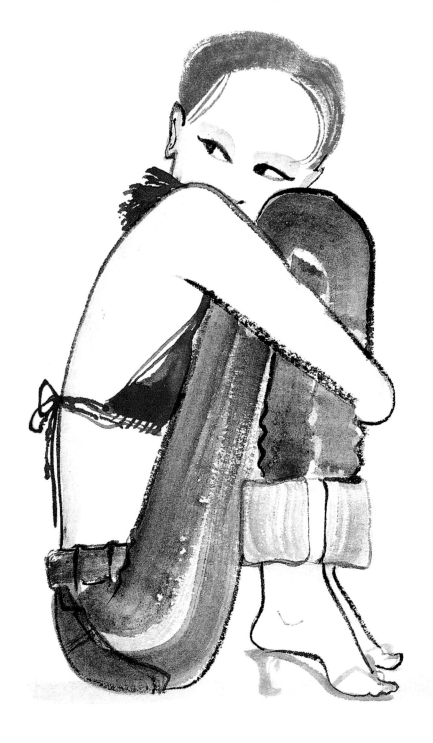

53.

Jeans

LAS MUJERES SIEMPRE me preguntan: "¿Cuáles son los mejores *jeans*?" Siento pánico cada vez que me lo preguntan. Cambia todos los santos días y siempre pienso: "¿Por qué no estaba al tanto de esto?". La razón por la cual no me doy cuenta a tiempo es porque hay un esnobismo con los *jeans* que ha sofocado a nuestro sencillo *blue jean*. "¿Qué marca de *jeans* traes puestos? Oh, ¡ya no te los puedes poner! Tienes que comprar [completar con el *jean* de la semana]". La ironía de esto es asunto da risa. Una de las prendas más sencillas, más informales del mundo se ha convertido en un dolor de cabeza para las mujeres. Necesitamos una guía *Zagat* para orientarnos bien. No dejes que nada de esto te afecte. Elige un par de *jeans* que te quede perfectamente y mantente fiel a él, sin que te importe la marca. Lo más importante es cómo te quede puesto, y recuerda que la naturaleza de la tela de *blue jean* es que es democrático. Sé tú misma, y el *jean* lo será también.

Los blue jeans *son lo más hermoso*
desde la concepción de la góndola.

DIANA VREELAND

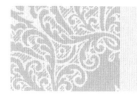

LOS *JEANS* ANGOSTOS: CUATRO TIPOS DE COMPRADORAS DE *JEAN*

- **La clasicista.** Compra los 501, Lees o Wranglers. Recorre minuciosamente las tiendas *vintage* que tienen pares que ya han sido usados, y cuando se los pone, lucen como si hubieran sido suyos por veinte años. Le importa poco cuál es el *jean* del momento.
- **La seguidora de la moda.** Sigue la moda del los *jeans* como se le sigue la bolsa de valores. Si quieres saber cual es la marca del momento, ella la conoce. Te dirá exactamente cómo deberían ser los bolsillos, cuál fue la marca preferida de la semana anterior y cuál podría ser la próxima (Earnest Sewn, True Religion, Diesel).
- **La euro.** Viste sólo *jeans* de diseñadores (Gucci, Prada, Versace).
- **La eco.** Viste sólo *jeans* que consideran al medio ambiente (Rogan y Edun).

No sé cuando se produjo la escisión continental, pero sí sé que se ha vuelto muy estresante comprar *jeans*. Es muy estresante, es decir, hasta que te das cuenta de que no son ni la etiqueta ni el costo los que hacen que un *jean* sea perfecto; es la forma en que te queda puesto y la forma en que te hace sentir. Más que nada, se trata de cómo luces cuando te alejas caminando…

LA CHICA DE *BLUE JEAN*

Todas hemos pasado por lo mismo. Paradas en el vestidor, jalando, probándonos el décimo par de *jeans* cuando la vendedora nos pregunta: "¿Cómo te está yendo?". No deseas más que salir y estrangularla. Pero mantienes la calma, miras a hurtadillas y le preguntas si hay alguna posibilidad de que te traiga algunos más de tu talla. Y algunas en una talla más chica. Y algunos en una talla más grande. Entonces, después de haberte probado el vigésimo o trigésimo par, lo encuentras. El que te queda perfecto. Seguro, va a necesitar un poquito de arreglo y un poquito de ablande, pero, por sobre todo lo demás, es amor a primera vista.

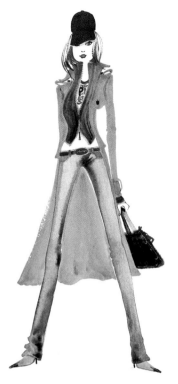

- No asumas que porque una marca es cara o porque una amiga o celebridad "le tenga una fe ciega", sea el *jean* correcto para ti. Una sola marca no le queda bien a todas las mujeres.
- Pruébate un par de *jeans* que tenga un poco de elástico. Es una revelación y una revolución.
- Considera la posibilidad de un par de *jeans* blancos o un par negro.
- Es posible que tengas que entallarlo. No es común encontrar un par de *jeans* que te quede perfecto tal como está en el estante.
- Pruébate todas las marcas, los estilos, las tallas. Busca con paciencia y encontrarás un par que te quede perfecto.

introducción

A LA MODA

LOS *JEANS*, DÉCADA POR DÉCADA

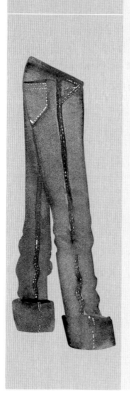

- **1853.** La Fiebre del Oro en California. Los buscadores de oro querían ropa fuerte y resistente, y Leo Strauss (quien después se cambió el nombre a Levi), comenzó un negocio de venta al por mayor para satisfacer la demanda.
- **Los '30.** Los *jeans* cobraron notoriedad cuando los actores comenzaron a usarlos en todas las famosas películas del Oeste.
- **Los '40.** Los soldados americanos presentaron los *jeans* al mundo ya que los usaban cuando no estaban de uniforme.
- **Los '50.** El *jean* se volvió un símbolo de la rebelión adolescente (piensa en James Dean en *Rebel Without a Cause*). Los *jeans* se volvieron inmensamente populares entre los jóvenes, tanto que algunas escuelas en los Estados Unidos los prohibieron.
- **Los '60–'70.** Los *jeans* se adaptaron a las modas *hippie* (pintados, bordados, acampanados, psicodélicos, etc.).
- **Los '80.** El *jean* hizo el salto a la alta costura y los diseñadores famosos comenzaron a hacer sus propios diseños con sus etiquetas.
- **Los '90.** Las ventas cayeron ya que los adolescentes se inclinaron hacia los pantalones caquis, pantalones militares y pantalones carpinteros. *Si optaban* por usar *jeans*, buscaban pares viejos en tiendas de ropa antigua o de segunda mano. Cerraron once fábricas de Levi Strauss en Norteamérica.
- **2000.** Los *jeans* volvieron a la moda y con ganas, y aparecieron en todas las pasarelas, en todas las tiendas y en toda revista de moda. Ahora hay innumerables marcas entre las que elegir, y de algún modo, el modesto *jean* se ha vuelto unos de los indicadores de estatus.

54.
Lápiz labial rojo

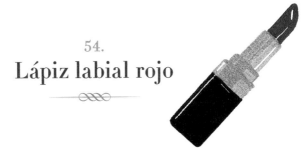

NADA EXPRESA EL *glamour* de Hollywood como los labios rojos. Cada actriz, modelo e ícono de la moda posee un lápiz labial rojo o dos. Y todas estas mujeres te dirán que ellas saben cuál es el mejor lápiz labial rojo. Se han pasado horas en el mostrador de cosméticos y lo han decidido. Es el Chanel Red N°5. O el MAC Ruby Woo. O el Clinique Angel Red. Cover Girl Really Red. Lancome Red Desire. Anna Sui Rouge Chine. Mary Kay Red Salsa. Elizabeth Arden Slink. NARS Fire Down Below. Trucco Blood Red. Etc., etc.

Sí, claramente todas tienen la razón.

La realidad es que tienes que pasarte una tarde entera en el mostrador de cosméticos tú misma. El lápiz labial rojo es como el vestidito negro o tu par de *jeans* favorito. Una misma talla no le queda igual de bien a todas. Los tonos de piel y el tamaño del labio y la forma de la cara… todo cuenta. De modo que, tienes que probarlos tú misma y darte una buena, larga mirada al espejo. Igual a cuando sabes que haz encontrado el vestido perfecto o el perfecto par de *jeans*, también sabrás cuando hayas encontrado el lápiz de labio rojo perfecto. Entonces tú también podrás decirles a todas que haz comprendido todo este asunto del lápiz labial rojo. Sabes cuál es el mejor de todos. En mi caso, es Chanel Red N°5.

La belleza para mí tiene que ver con sentirte cómoda en tu propia piel. Eso, o un desafiante lápiz labial rojo.

GWYNETH PALTROW

CÓMO *LLEVAR* LÁPIZ LABIAL ROJO

- Elige el tono de rojo correcto. Para piel blanca, busca un rojo que tenga trasfondos azules. Para piel rubicunda, elige un rojo tirando a rosa. La piel aceitunada luce mejor con rojos cálidos que tengan una base naranja, dorada o marrón. La piel morena oscura queda sensacional con un fucsia-rojo brillante. Pero, por supuesto, consulta con las señoras del mostrador de cosméticos.
- Mantén sencillo el resto de tu maquillaje. El lápiz labial rojo tiene suficiente impacto. No exageres el maquillaje del ojo o el rubor o corres el riesgo de parecer un payaso. Deja que los labios sean el centro de atención.
- Asegúrate de saber cómo aplicarlo. Es casi un arte. No es la clase de lápiz labial que puedes ponerte en el asiento trasero de un taxi. Una vez más, consulta con las señoras del mostrador de cosméticos y también lee el segmento a continuación.

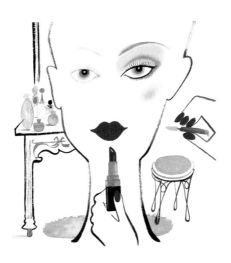

CÓMO *APLICAR* LÁPIZ LABIAL ROJO

- Aplica una crema humectante para labios primero y luego una capa delgada de base de maquillaje.
- Una vez que la base de maquillaje se seque, agrega una capa de polvo facial que ayudará a fijar el lápiz labial de modo que dure más tiempo.
- A continuación, delinea tus labios con un lápiz que armonice con tu lápiz labial. Mantente dentro de la línea natural de tu labio.
- Aplica una capa delgada, homogénea de lápiz labial.
- Seca tus labios. ¡Siempre recuerda secarlos!
- Aplica una segunda capa, y estás lista para salir.

Si no tienes puesto lápiz labial, no puedo hablar contigo.

LA GRAN ISABELLA BLOW

55

Lencería

L A LENCERÍA VA más allá que sostenes (ver Sostén con *push-up*, #82) y tangas (ver Ropa interior, #75). Toda mujer necesita algunas otras prendas íntimas imprescindibles por razones prácticas, pero también por razones personales. A veces es lo que te pones antes de vestirte para completar el atuendo. A veces es sencillamente para hacerte sentir *sexy* y potenciar tu autoestima (una enagua de seda con la que dormir), y otras veces cumple una función (una enagua de seda para usar debajo de un vestido).

Conozco a algunas mujeres que tienen cajones enteros dedicados a sus impresionantes colecciones de lencería. Pero cuando se trata concretamente de lo imprescindible, aquí están las cuatro grandes necesidades:

- CAMISOLA. Para usar debajo de todos los *blazers* y las chaquetas.
- ENAGUA DE SEDA. Para usar debajo de esos vestidos que son cuestionablemente estrechos o que se adhieren demasiado al cuerpo.
- NEGLIGE. Para dormir y sentirte increíblemente *sexy* cuando necesitas algo que vaya un poquito más allá que tus pijamas estándar. (Ver Pijamas, #69.)
- MEDIAS DE SEDA. Para volver locos a los hombres. Olvídate de los juguetitos sexuales, esto es todo lo que necesitas.

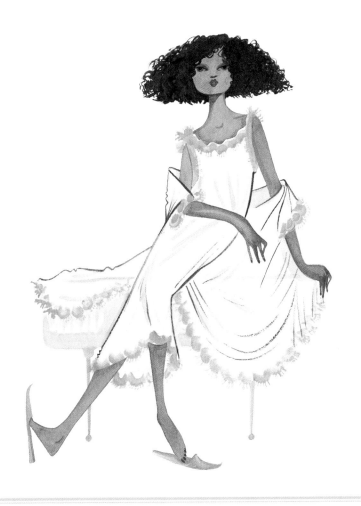

Si tienes puesta lencería que te hace sentir glamorosa,
estás a mitad de camino de hacer girar cabezas.

ELLE MACPHERSON

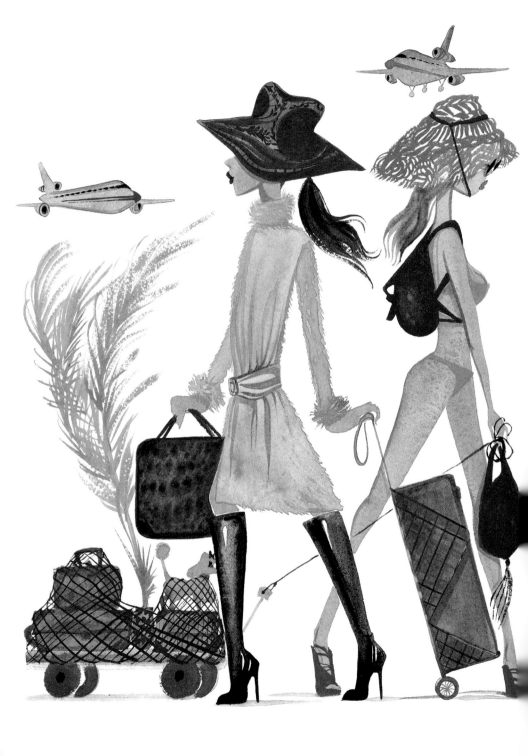

56.
Maletas

~~~

LOS AFORTUNADOS PUEDEN comprar un set completo que combine de una sola vez, pero si no, es mejor comprar de a una pieza por vez, comenzando por una pequeña maleta de mano con rueditas (lo que te asegura que no podrás empacar demasiadas cosas). El bolso marinero que haga juego es también una pieza fundamental dado que puede usarse como bolso o maleta de mano para una noche o un fin de semana afuera.

SECRETOS DE LA INDUSTRIA:
LOS FAVORITOS DE UNA EDITORA DE MODA

- Kate Spade, Coach. Los dos son realmente adorables, coloridos.
- Samsonite, Tumi. Duraderos y confiables.
- Globe Trotter. Una compañía muy *cool* con base en Inglaterra. Estrictamente para estrellas de *rock* que están deseosas de gastar dinero en maletas hechas por encargo.
- T. Anthony LTD. Una marca de lujo conocida por sus piezas con monograma. La favorita de los Windsor (tenían 118 maletas).
- Ghurka. Perfecta si quieres ir de safari (o necesitas un buen regalo para un novio que es amante de la vida al aire libre).

- **Longchamp.** Maletas espectaculares. También hacen bolsos grandes que se pueden doblar hasta que parecen sobres pequeños —son perfectos para llevar dentro de tus maletas cuando vas de ida y llenarlos con tus compras cuando vienes de vuelta.
- **Goyard.** Las maletas lujosas del fabricante son caras y difíciles de conseguir (se venden sólo en unas pocas tiendas en todo el mundo), pero compra una si puedes; Goyard es la marca de tener.
- **Louis Vuitton.** Claramente la favorita del amante de la alta costura. ¡Lucen mejor a medida que envejecen!
- **Marcas privadas.** Marcas de tiendas —Barneys, por ejemplo— son con frecuencia una buena forma de conseguir maletas que luzcan bien sin gastar toneladas de dinero.
- **De Nylon negro, de cualquier marca.** Una vez más, si no quieres gastar una tonelada de dinero, consigue maletas de Nylon negro de cualquier marca y personalízalas con cuentas o etiquetas de los lugares que haz visitado.

RECLAMO DE EQUIPAJE

- Haz que le pongan tu monograma de modo que sea más fácil encontrarla en la cinta transportadora de maletas.
- Elementos para conservar siempre en tu maleta con rueditas: un suéter de cuello alto de cachemira negro, ropa interior, un cepillo de dientes, un traje de baño, bolsita de cosméticos, todas las alhajas (tal vez un bikini, dependiendo del lugar al que estés yendo).

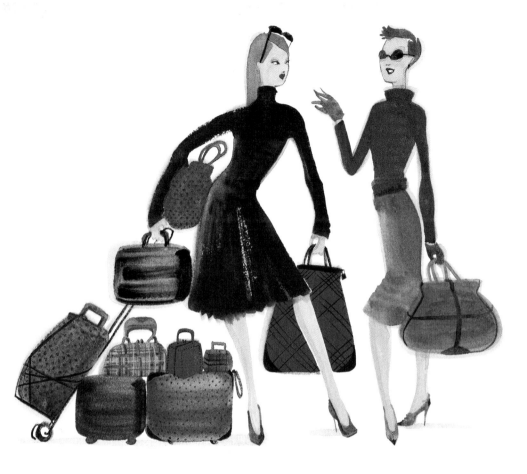

Una mujer nunca va a ningún lugar que no sea el
hospital sin empacar maquillaje, ropa y alhajas.

GRACE KELLY EN *REAR WINDOW*

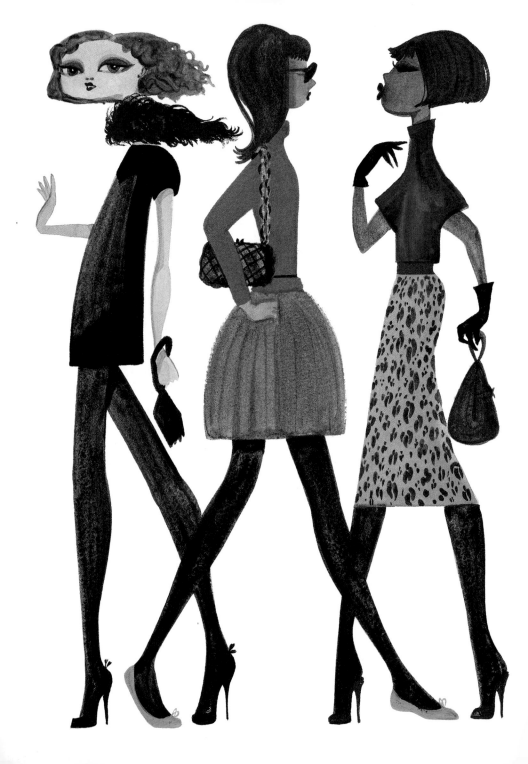

57

Medias opacas negras

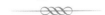

E N LA DÉCADA de los sesenta, cuando las faldas cortas y los vestidos mini estaban en todo su apogeo y Edie Sedwick caminaba por las calles, las medias opacas negras se volvieron una prenda básica imprescindible. Edie, la chica original que lució medias opacas negras, las usaba con todo: sus vestidos sueltos, sus camisetas extra largas, sus mallas de diseñadores. Le mostró al mundo la manera que una prenda que se lleva en las piernas puede ser el epítome del estilo. Y el resto de las chicas *mod* se ponían esas medias con las faldas más cortas y podían sin embargo lucir elegantes en lugar de escandalosas. La pierna opaca negra puede haber comenzado en la década de los sesenta, pero continúa abriéndose paso década tras década, no sólo por la terminación que puede brindarle a un conjunto, sino también porque puede lograr que la pierna luzca más elegante, más larga y más delgada.

DATOS DIVERTIDOS

Denier es la medida de densidad que es aplicada a las medias de Nylon y las medias panty. Cuanto más alto sea el *denier*, más opaca es la media. El *denier* más transparente es cinco; el más opaco es ochenta.

Consejo práctico: pruébate un par de medias con punto elástico para un efecto de extra alargamiento.

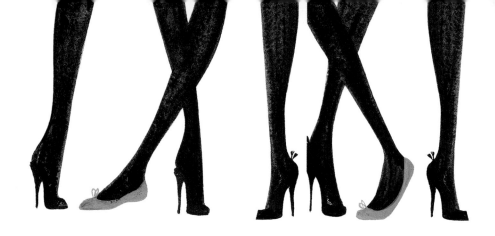

PIERNAS, UN PASO ADELANTE

- Ponte medias opacas negras con botas de gamuza negras
  o un tacón negro de modo que el ojo vea una línea larga
  y elegante.
- Usa el contraste. Una pierna negra debajo de un vestido
  blanco brillante hace que el *look* estalle.
- Si una falda es cuestionablemente corta, una pierna
  negra hará que sea elegantemente corta.
- No compres barato. No quieres que se vea nada de piel a
  través de la media, y no quieres que ellas aparezcan irre-
  gulares o abultadas —¡eso arruina todo el *look*!
- De vez en cuando, puede que veas a una chica usar sus
  medias opacas negras como si fueran pantalones. En
  realidad, no lo son.

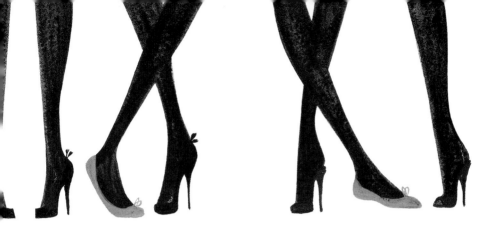

OBSESIÓN POR EL GUARDARROPA: **WOLFORD**

La razón por la que gasto de cincuenta a ochenta dólares en un par de Wolfords es que son las medias negras con la mejor combinación opaco/mate (no se verá nada de piel, sin bultos, sin brillo), lo que es clave. Usan un sistema especial para tejerlas en el que mezclan Lycra dentro del tejido, lo cual asegura la máxima opacidad, comodidad y durabilidad, y hace que valga la pena el costo extra.

Fogal es otra marca que debe mencionarse. Se rumorea que fue la marca elegida por Jackie O. y todavía es favorita en los círculos de la moda.

MIS PARES FAVORITOS

- Wolford Velvet de Luxe 66. Opacas, mate, con sólo la más mínima transparencia necesaria.
- Wolford Matte Opaque 80. Negro de bailarina de ballet. Sin transparencia para nada.

58

Medias de malla

L AS MEDIAS DE malla fueron usadas originalmente por mujeres de dudosa reputación en bares oscuros, pero en los años veinte fueron sacadas a relucir por las intrépidas *flappers*. Marlene Dietrich las convirtió en el último grito de la moda. Son más poderosas cuando se muestra sólo un atisbo de la media (unas pocas pulgadas a la altura de la rodilla, un centímetro en el zapato sin puntera). Provocar con medias de malla es increíblemente *sexy* e intrigante. Uno se pregunta qué más hay debajo. ¿Un poquito de Marlene Dietrich? ¿Un toque de Dita Von Teese? Pero si se muestra una pierna entera con medias de malla con una falda demasiado corta y tacones demasiado altos, toda la intriga desaparece. Todos sabemos qué clase de mujer es ésa. Y tú no quieres ser esa.

Básicamente, yo soy la chica sobre la cual
te advirtió tu madre.

DITA VON TEESE

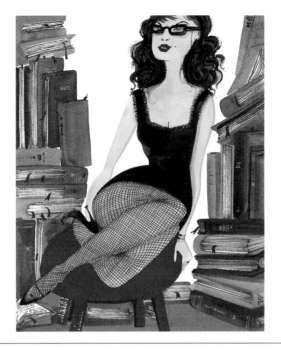

PESCAR CON UNA RED

Las medias de malla son súper *sexy* cuando se usan correctamente, de pésimo gusto cuando se usan mal. Para estar del lado correcto de los usos, asegúrate de:

- ELEGIR UNA MALLA DELICADA. Mantente entre un octavo y un cuarto de pulgada. Cuánto más pequeña, mejor.
- COMBINARLA CON ROPA SOFISTICADA. Prueba con una blusa y una falda tubo o pantalones y un atisbo de media de malla en los pies.
- PROBARLA COLOR CARNE.
- NO DEJAR QUE SE VEA DEMASIADO. Un poquito de media de malla en el tobillo, cuando llevas puestos pantalones de confección puede llegar mucho más lejos que mostrar toda una pierna de media de malla con tacón alto y una falda corta.

59.
Mocasín Minnetonka

EL MOCASÍN ES disimuladamente elegante. Siempre será un zapato que demuestra tu lado relajado y tu espíritu libre. Son modestos, clásicos e informales. Son maravillosos tanto en la versión bota como en la versión al tobillo, y son increíbles cuando se los combina con *jeans* angostos y camisetas, o con *shorts* de *jeans* cortados y piernas desnudas à la Kate Moss. Pero ¡nunca los uses con medias! Por lo general, son usados por las chicas relajadas que quieren hacer alarde de un *look* que dice "no estoy esmerándome demasiado", lo cual es una parte intrínseca del mocasín. Han salido bastantes imitaciones del original, pero el original sigue siendo el favorito entre los que reconocen la diferencia.

DATOS DIVERTIDOS

El diseño de cuentas encima del mocasín es el mismo que indicaba la tribu a la que pertenecía una persona.

introducción
A LA MODA

MOCASÍN
MINNETONKA

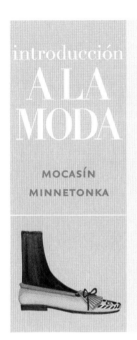

Los mocasines, el primer calzado de América, han sido usados por los americanos nativos por cientos de años, pero han sido usados por los moradores de las ciudades y los habitantes de las afueras de la ciudad sólo a partir de los años cuarenta. Después de la Segunda Guerra Mundial, cuando salieron a las autopistas, los americanos entraron a las reservas de los americanos nativos para hacer compras. Muchos compraban pares de Minnetonkas para llevar a casa, y el mocasín Minnetonka rápidamente se convirtió en un clásico informal.

Antes de juzgar a alguien,
permítanme caminar una milla con sus mocasines.

PROVERBIO DE LOS AMERICANOS NATIVOS

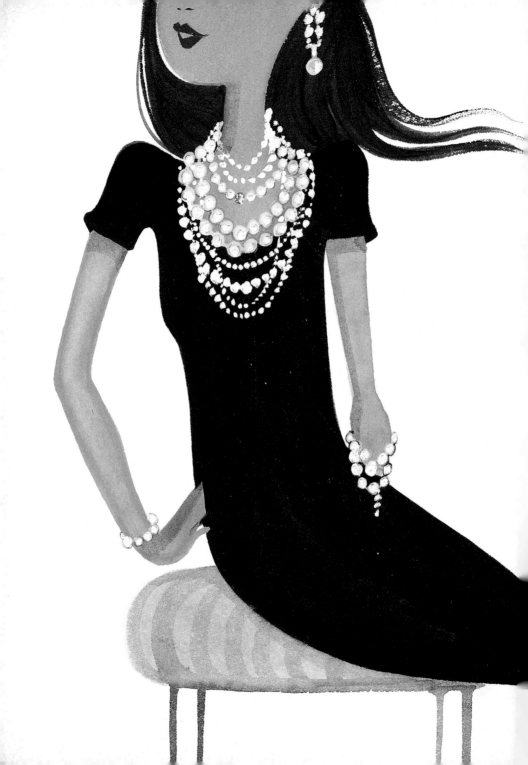

P

R

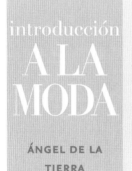

60.
Pantalones caqui

E L GÉNERO DE sarga de color tostado siempre estará asociado con las escuelas fresa y los partidos de polo, pero también se encuentra en las pasarelas todas las temporadas. Pueden ser de alta costura (piensa en pantalones de montar a caballo caqui combinados con un *blazer* escolar) o de perfil bajo (chinos arrugados y una camiseta blanca de Hanes a lo Diane Keaton en *Annie Hall*). A menudo resulta el pantalón elegido por las chicas que quieren lucir informales, pero no tanto como para andar en *jeans*.

introducción

A LA
MODA

**ÁNGEL DE LA
TIERRA**

Caqui es una palabra hindi-urdu que significa *color tierra*, y la tela fue inventada en el siglo diecinueve en la India. El ejército británico quería proteger sus uniformes blancos del polvo levantado por el viento, de modo que comenzaron a teñir sus ropas en polvo de café y curry. La tela se volvió el estándar para los uniformes de los ejércitos de Gran Bretaña y Estados Unidos y después se convirtió en el favorito entre la clase alta y los jóvenes.

61

Pantalones de cuero

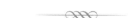

USAR PANTALÓN DE cuero significa algo. Es primitivo, es sexual (después de todo, es piel sobre piel) y significa que estás lista para bailar *rock and roll* y/o para romper algunos corazones. Deben ser llevados con seguridad y actitud osada. Piensa en Mick Jagger sobre el escenario mientras canta que nunca ha podido obtener ninguna satisfacción (lo cual nunca he creído del todo), o Lenny Kravitz mientras canta sobre una mujer americana que no lo deja en paz (lo cual definitivamente creo). Piensa en Joan Jett, Debbie Harry, Madonna, Janis Joplin. Todas los usaron con confianza desafiante y actitud osada. El pantalón de cuero es una prenda de ropa para la estrella de *rock*, segura de sí misma y *sexy*. Hay un poquito de chica roquera en todas nosotras, de modo que es mejor que tengamos pantalón de cuero para esos días en que lo queremos demostrar.

LA GENTE *COOL* QUE DEBEMOS COPIAR

- Jim Morrison
- Mick Jagger
- Lenny Kravitz
- Angelina Jolie
- Joan Jett
- Catwoman

- Chrome Hearts. La alta costura en pantalón de cuero.
- Lost Art. Cuero hecho a medida. Esta compañía le hace los pantalones a Lenny Kravitz.

CHICA ROQUERA

- Encuentra un par que se ajuste a tu figura. Pruébate una talla menor a la que usas habitualmente, dado que el cuero se estirará un poquito.
- Asegúrate de que no sea demasiado ajustado. Quieres lucir tus curvas, no cortar tu circulación.
- Mantenlos sencillos. Cualquier adición como cordones a los costados o tachuelas reducirán drásticamente el factor *cool*.
- No te pongas los pantalones de cuero con tu chaqueta de cuero… a menos que planees pasar toda la tarde como pasajera en una motocicleta.

Amo el rock and roll, *así que pon otra moneda en la máquina de discos, baby…*

JOAN JETT & THE BLACKHEARTS

62.
Pantalones de pierna ancha

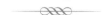

TENEMOS UNA DEUDA de gratitud con Katharine Hepburn por el pantalón de pierna ancha. Ofrece libertad de movimiento y es glamoroso. Una combinación verdaderamente inusual. Cuenta la historia que en 1938, cuando grababa la película *Bringing Up Baby*, Hepburn llevaba puestos pantalones todo el tiempo. Cuando los ejecutivos le pidieron que dejara de hacerlo, ella se rehusó. Entonces, un día, sus pantalones desaparecieron de su camarín. Katharine, con toda serenidad, caminó alrededor del *set* en su ropa interior, hasta que sus pantalones le fueron devueltos. Katharine, junto con Marlene Dietrich (ver chaqueta de esmoquin, #38) establecieron qué prendas se les debe robar a los hombres… y cómo jamás permitir que los hombres puedan robarnos esos elementos a nosotras).

Me gusta moverme rápido, y con tacón alto era difícil,
y el tacón bajo con una falda no es atractivo.
De modo que se impusieron los pantalones.

KATHARINE HEPBURN

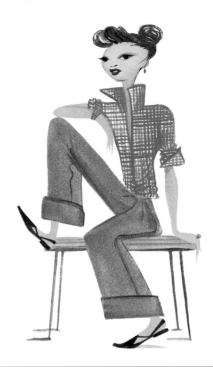

CON LOS OJOS BIEN ABIERTOS

- Sólo usa los estilos de pierna ancha con algo ceñido arriba, para equilibrar lo ancho de la parte de abajo.
- Busca un par con ruedo doblado, y deja el ruedo un poquito largo —¡cuando son demasiado cortos no se ven bien!
- Un frente chato es más favorecedor que los pliegues.
- Ten cuidado con la ubicación del bolsillo —no quieres solapas sobre las caderas, si no las harán ver más anchas en lugar de más delgadas.
- Pruébatelos en negro, blanco, color camello o de raya diplomática para estilos más perdurables.

63.
Pantuflas

ESPUÉS DE PASAR horas sobre un tacón alto, tus pies merecen ser mimados con algo tan suave como las nubes. Espumosa y mullida, una pantufla debería ser tan cómoda como sea posible y se recomienda lujo. Encuentra un par forrado en piel de corderito o vellón de oveja para el invierno. U opta por la máxima calidad y compra un par de visón (que, dicho sea de paso, también constituye un maravilloso regalo). O puedes comprar un par marabou súper ridículo para lucir *sexy* en casa. O prueba el estilo marroquí, que te permite salir apurada a la tienda sin parecer chiflada. Sé que podrías acabar saltando por la senda tan popular de las pantuflas en forma de conejitos, que no es la senda más *sexy* del mundo, y que definitivamente te haría parecer chiflada en la tienda. Pero ¿quién soy yo para juzgar? *guiño*

*Es más fácil ponerse pantuflas
que alfombrar el mundo entero.*

AL FRANKEN

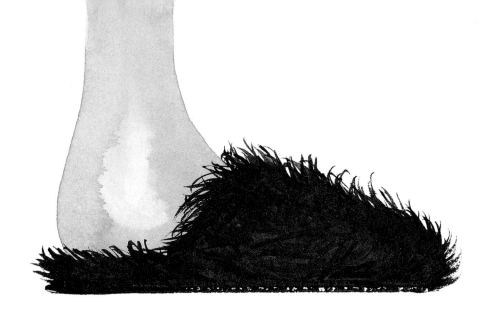

STUBBS & WOOTTON

Stubbs & Woottons son las pantuflas hechas a mano más divinas. No son sólo cómodas, sino que también tienen diseños bordados innovadores y creativos en el frente (por ejemplo, calaveras, cangrejos de Maryland, jugadores de polo cayéndose del caballo) que reciben montones de halagos cuando las llevas puestas tanto en la casa como en la calle. Sí, puedes usarlas fuera de casa. Están hechas de las telas más delicadas: cuero inglés, algodón de Egipto, brocado francés y bordado de Bélgica. Son mullidas, cualidad necesaria para las pantuflas. Pero las pantuflas S&W también te granjearán halagos genuinos cada vez que corras a la tienda por un helado.

64.
Pañuelo de seda

L A ÚNICA FORMA de realmente comprender el valor de un pañuelo es pasar una tarde en un café parisino y sencillamente observar a las mujeres que pasan. Pañuelos como cinturones, pañuelos como decoraciones para carteras, pañuelos como *tops*, pañuelos como cintas para el cabello, pañuelos que atraviesan las presillas traseras de un impermeable, pañuelos atados alrededor del cuello en ochenta y ocho formas diferentes, etc., etc., etc. Parece ser cierto que, como se dice frecuentemente, las mujeres parisinas nacen con la sabiduría de cómo usar un pañuelo correctamente. El resto de nosotras tiene que mirar y aprender y tal vez buscar una guía o dos que nos instruya.

En 1988, Jean-Louis Dumas-Hermès publicó un folleto ilustrado llamado "Cómo vestir tu pañuelo Hermès". Si logras encontrarlo, será el manual más inspirador que llegarás a tener. Pero si no puedes conseguir el folleto o un pasaje de avión a Paris, tendrás que recurrir a la buena y vieja práctica.

DATOS DIVERTIDOS

Se vende un pañuelo Hermès en algún lugar del mundo cada veinticinco segundos.

TODOS ATADOS

- Además de Hermès, Gucci y Ferragamo hacen pañuelos hermosos de seda estampada. Son *souvenirs* icónicos tradicionales del primer viaje a Italia. Son reliquias instantáneas.
- Considéralo una alhaja y úsalo como tal (debería aportar brío y drama).
- Debería ser personal y parte de ti —no tiene que ser de seda si la seda no te gusta.

APARICIONES NOTABLES

- Como cabestrillo de Grace Kelly para sostener su brazo quebrado.
- Como prenda para el cuello de la reina Isabel en un sello de correo de los años cincuenta.
- Como escudo de Jackie O. contra la publicidad a lo largo de los años sesenta.
- Como decoración de sombrero de Audrey Hepburn en *Breakfast at Tiffany's*.
- Como grilletes de Sharon Stone en *Basic Instinct*.
- Como lazo de Madonna en *Swept Away*.
- Como bandana de Sarah Jessica Parker en *Sex and the City*.

OBSESIÓN POR EL GUARDARROPA:
EL PAÑUELO HERMÈS

Son solamente noventa centímetros y sesenta y cinco gramos de seda, sin embargo lleva dos años crear tan solo un pañuelo Hermès. Técnicamente, el proceso comienza en Brasil, donde la seda es hilada de los capullos fabricados por las larvas de doscientas cincuenta mariposas. Mientras que la seda se hila en Brasil, comienza el proceso de diseño en Lyon, Francia, donde todos los diseñadores son informados acerca de cuál será el tema de la colección de la temporada. Después, más de cincuenta artistas crean diseños para los diez pañuelos que se producirán esa temporada. Después de los muchos meses que lleva crear los diseños, un grabador hará la pantalla de seda para cada color que aparecerá en cada pañuelo. Si hay treinta colores en un pañuelo, debe crear treinta pantallas de seda. Luego, viene un proceso de coloración intensivo, ya que un comité entero votará sobre los colores y tonos, antes de que el diseño sea finalmente enviado a la fábrica donde comienza el trabajo intenso. Hay un vertiginoso proceso de estampado, luego un lujoso baño de vapor para hacer que los pañuelos sean increíblemente suaves y después dos mujeres inspeccionan minuciosamente cada centímetro de seda en busca de cualquier defecto. Por último, los cuadrados son cortados y las costureras ribetean los bordes a mano, antes de embarcarlos y enviarlos a todo el mundo para que las mujeres los arrebaten.

65.
Papel y sobres con monograma

CUANDO ABRO UN sobre y encuentro en él una nota escrita en papel con monograma, siempre la pongo en mi pizarra de anuncios. Así de especial es para mí. En una era de correos electrónicos de una línea y mensajes de texto de tres letras transmitidos por teléfono móvil, en la que toda una generación puede decir "mi maps jills..." y ser comprendida, una nota escrita a mano es un tesoro. Una mujer de clase usa papel con monograma. Una nota manuscrita —aún la más sencilla de las notas manuscritas— tiene mucho más significado que un e-mail.

No me malinterpreten. Soy una fanática del correo electrónico. Es la forma de comunicación principal del mundo en el que vivimos. Adoro oír el sonido de mi BlackBerry, y descubrir que un viejo amigo me ha enviado una nota. Pero nomás imagínatelo: una nota cuidadosamente elaborada, con oraciones completas, cada palabra bien escrita con todas sus letras y un sencillo monograma que decora la hoja de papel. ¿Hay algo con más estilo que eso? No, realmente no lo hay.

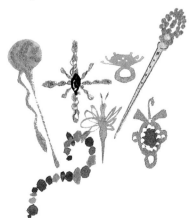

ALGUNAS DE MIS PAPELERÍAS FAVORITAS INCLUYEN:

- Mrs. John L. Strong. La compañía fue fundada en Nueva York en 1929 y es famosa porque hace exquisitos ejemplares de papel y sobres grabados a mano. Su colección "listo para escribir" está dirigida a los más jóvenes, amantes de la alta moda. Yo soy una ferviente fanática.
- Crane & Co. Papel y sobres de calidad hechos de 100 por ciento algodón, ha sido ecológicamente responsable desde sus comienzos en 1801. Crane's tiene una amplia selección de estilos, de modo que puedes ser tan moderna o anticuada como quieras. Las colecciones Kate Spade están disponibles en Crane's, siempre confiablemente sencillas y elegantes.
- Smythson of Bond Street. Esta lujosa compañía ha sido la más destacada papelería británica desde el comienzo del 1900. Además de los sencillos ejemplares de papel y sobres con monograma, produce papel y sobres a pedido con guardas personalizadas. Si quieres ser realmente extravagante e impactante, éste es el lugar para ti.

No conoces a una mujer verdaderamente hasta que te escribe una carta.

ADA LEVERSON

66.
Paraguas

E S SIMPLE, LOS meteorólogos no son de fiar. Te dicen que será un día precioso y soleado, y sales de tu casa feliz e inocentemente sin paraguas. Luego, horas después, tú y tu perfectamente estilizada cabellera caminan felices y con toda inocencia por la calle cuando el cielo se abre y da paso a un menos que bienvenido chubasco. Ese momento es, de hecho, apocalíptico. Probablemente maldices al meteorólogo. Probablemente estás lejos de un posible refugio. Con toda seguridad estás luciendo una blusa blanca. Y las chicas más listas tienen listos sus mini paraguas que siempre llevan en el fondo de su gran bolso mientras tú estás prometiendo ser una de esas chicas la próxima vez que tu meteorólogo te traicione. Una mujer con estilo nunca es tomada desprevenida.

DÓNDE COMPRAR

- TOTES. Hace un paraguas mini que cabe en unas de las carteras más pequeñas que se hacen.
- BURBERRY. Hace la versión clásica a cuadros escoceses o un paraguas mini color negro perfecto.

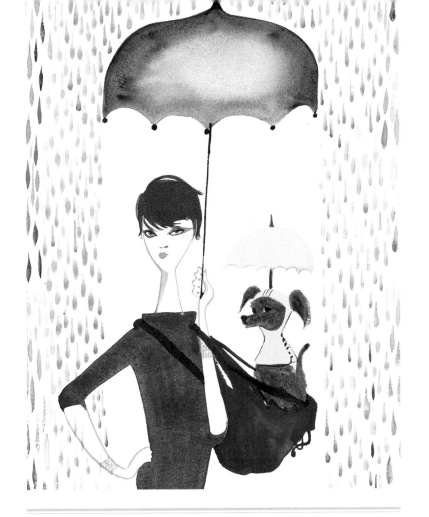

Si quieres el arco iris,
tienes que aguantar la lluvia.

DOLLY PARTON

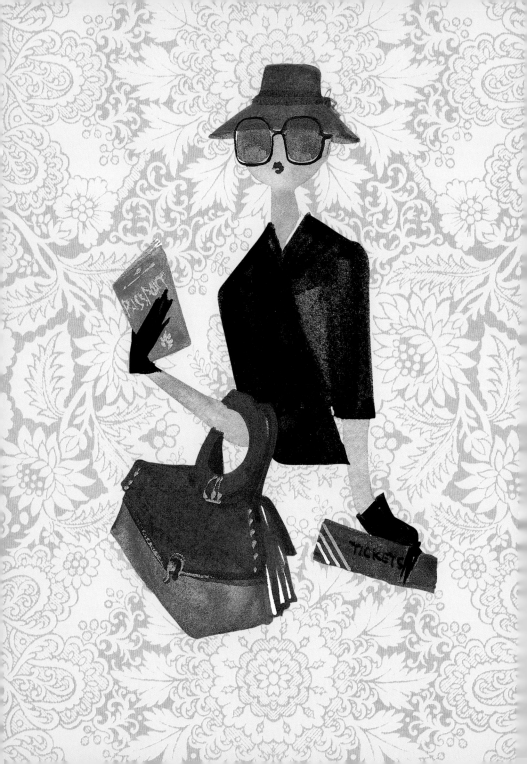

67.
Pasaporte válido

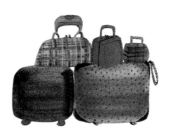

SIEMPRE TE DAS cuenta de que tu pasaporte lleva un mes de vencido cuando faltan solo dos semanas para partir de viaje. O caes en la cuenta de que no tienes la menor idea de dónde lo pusiste. Tendrás que sentarte un una oficina de pasaportes y/o usar un servicio de urgencia para renovarlo, lo cual realmente cuesta mucho dinero y recortará seriamente tus fondos para hacer compras. ¡No dejes que eso te pase!

Puedes comprar una funda para pasaporte de piel exótica fabulosa de Louis Vuitton, Goryard o Hermès. Es un accesorio de marca que te hará sentir glamorosa y de algún modo aliviará el horror en que se ha convertido el viajar por avión.

La aventura tiene valor tan solo por serlo.

AMELIA EARHART

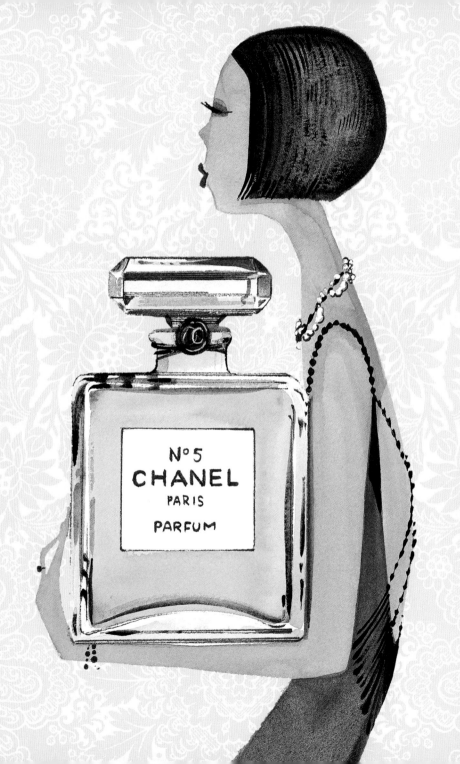

68

Perfume

EL PERFUME ES un arma poderosa. Puede transportarte en un instante, remontándote a momentos especiales —veranos de hace mucho tiempo, la playa, tu primer beso, viejos amores.

Algunas mujeres tienen un perfume para el día y un perfume para la noche; otras lo cambian por temporada. Algunas prueban una nueva fragancia cada vez que una celebridad le estampa su nombre; otras han estado usando el mismo perfume desde que tenían dieciséis años.

Personalmente, yo pienso que es mejor encontrar un perfume de firma y apegarse a él, de modo que cuando ese viejo amante entre al ascensor y huela tu perfume, recuerde a aquella que se le escapó…

Una mujer que no usa perfume no tiene futuro.

COCO CHANEL

OBSESIÓN POR EL GUARDARROPA:
EL PERFUME DE UNA MUJER

**ESTOS SON ALGUNOS FAVORITOS QUE HAN
SOBREVIVIDO EL PASO DEL TIEMPO:**

- Colonias Santa María Novella. Santa María Novella es una de las más viejas y más amadas boticas del mundo. Está ubicada fuera de Florencia y ha estado allí desde 1221. Su Acqua di Colonia es tal vez la favorita entre sus fragancias y es conocida como "La Colonia de la Reina", ya que, según se dice, fue creada para Catherine de Medici.
- Fracas. Una fragancia floral dulce, creada por Robert Piguet en 1948. Ha sido un éxito y objeto de culto por décadas entre mujeres como Madonna, Martha Stewart, Sofia Coppola.
- Cualquier colonia de hombre. Es un hecho famoso que muchas de las más elegantes e intrigantes mujeres del mundo usan colonias de hombre (por ejemplo Angelina Jolie, Elle Macpherson y Carine Roitfeld).

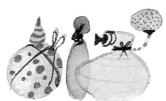

- Chanel N°5. Pero por supuesto.

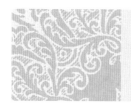

DATOS DIVERTIDOS
Cada treinta segundos se vende una botella de Chanel N°5.

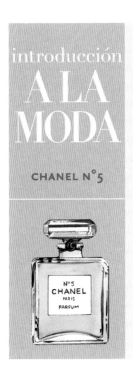

introducción
A LA MODA

CHANEL N°5

En 1920, Coco Chanel decidió: "Quiero darles a las mujeres un perfume artificial. Sí, realmente quiero decir artificial, como un vestido, algo que ha sido hecho, no quiero ninguna rosa ni lirio del valle, quiero un perfume que sea una composición". Ese año, le encargó a Ernest Beaux que creara seis fragancias "artificiales". Después de probar las seis, Chanel decidió que la N°5 era su favorita y, de ese modo, nació la famosa fórmula. Fue el primer perfume en el que se usaban grandes cantidades de sustancias sintéticas y aldehídos. Antes del uso de sustancias sintéticas, el perfume tenía que ser aplicado en forma abundante o una y otra vez a lo largo de la velada. Pero Chanel N°5 no se separa de la mujer en toda la noche y, a cambio, las mujeres no se han separado de Chanel N°5 en casi un siglo. Es la relación perfecta de co-dependencia.

¿Dónde debería una ponerse perfume?
Dondequiera que quiera ser besada.

COCO CHANEL

69.
Pijamas

¡AY! LOS PIJAMAS. Tan relajantes, tan cómodos, tan imprescindibles. Me imagino un mundo lleno de pijamas con Greta Garbo y Joan Crawford en pijamas de satén de pierna ancha. Y me imagino a Martha Stewart en pijamas de algodón azul y blanco con monograma. Claudette Colbert en versiones grandes robadas de su apuesto Clark Gable. Y Marilyn Monroe en dos gotas de Chanel N°5. Pero la realidad es que el mundo está lleno de mujeres que usan pantalones de sudaderas y pantalones de franela y viejas camisetas de la universidad. Esto, mis amigas, debería estar prohibido. Yo sé que el argumento es que los pantalones de las sudaderas y las camisetas son cómodos. Pero ¿qué cosa, pregunto, es más cómoda que un par de pijamas hechos de seda, satén o algodón? Nada.

- PIJAMAS DE SEDA SHANGHAI TANG. Una compañía de productos de lujo con base en Hong Kong que hace los mejores pijamas de seda china tradicionales con el giro moderno de agregarles colores vibrantes e inesperados.
- PIJAMAS DE HOMBRE FRETTE. Frette es una compañía italiana fabricante de ropa de cama que además produce espléndidos pijamas para él y para ella.
- PIJAMAS DE ALGODÓN OLATZ SCHNABEL. Los pijamas de colores vivos de Olatz, hechos de suntuoso algodón egipcio, son tan magníficos que da pesar usarlos sólo dentro de la casa. Pero por favor hazlo. Usar pijamas fuera de contexto es un ticket sin retorno a la calamidad (¡a menos que seas Julian Schnabel!).

Ahora, sólo para mostrarte que mi corazón está en el lugar correcto, te daré mi mejor par de pijamas.

CLARK GABLE A CLAUDETTE COLBERT

EN *IT HAPPENED ONE NIGHT*

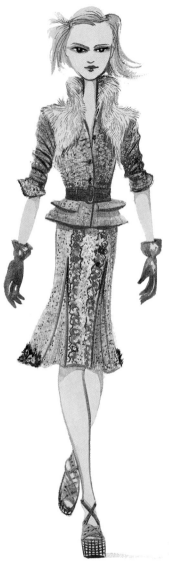

70.
Prenda de piel

<small>∞∞</small>

QUE DECIDAS USAR pieles verdaderas o sintéticas depende exclusivamente de ti. Sólo asegúrate de que sea fabulosa en cualquiera de los dos casos. Tiene que ser glamorosa y espléndida —de otro modo ¡no tiene sentido!

SI ELIGES PIELES VERDADERAS

Las cinco que prefiero yo, en orden de precio y factor lujo, son: marta cibelina, chinchilla, visón, Astrakhan/broadtail y Orylag. En Italia, donde todas las chicas acaudaladas reciben su primera prenda de piel al cumplir los dieciocho años, las mujeres pueden describirte la expansiva jerarquía. Las italianas coleccionan sus prendas de piel como las francesas coleccionan sus pañuelos y las americanas sus *jeans*, de modo que ellas pueden decirte con total conocimiento de causa, cuál es la mejor manera de llevar puesta una prenda de piel. Con todo. Le agrega el factor *glamour* a los *jeans*, a los vestidos de fiesta, a los vestidos, etc. No hay nada con lo que una prenda de piel no luzca bien.

GRANDES HALLAZGOS EN: J. Mendel, Fendi, Dennis Basso, tiendas de *vintage*.

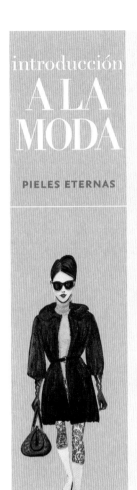

introducción
A LA MODA

PIELES ETERNAS

- **Marta cibelina.** Si tienes recursos infinitos, esta es la piel que necesitas tener. Es extraordinariamente hermosa con un brillo plateado increíble debido a su falta de pigmentación en las puntas. Antes de que se descubriera el petróleo, la marta cibelina era considerada "oro negro" y sigue siendo tan preciosa hoy como lo fue en los tiempos antiguos.
- **Chinchilla.** Una piel suave, aterciopelada que es tanto liviana como voluptuosa. Se mece y cambia de color con cada soplo de viento y cada movimiento del cuerpo. Los colores cambiantes van desde el blanco plateado, al gris-azulado, el gris perla, el rosa-*beige* y el negro. Es la maravilla del lujo y de la alta costura.
- **Visón.** Tal vez la piel más popular. Es tanto suave como brillante, y los colores abarcan todas las tonalidades entre el blanco y el marrón oscuro y negro. Es una piel que ofrece a los diseñadores de moda un gran número de opciones creativas, y por lo tanto se encuentra en todo tipo de mutaciones.
- **Astrakhan/broadtail.** Las dos están hechas de cordero persa y son las pieles elegidas por las chicas bohemias. El Astrakhan tiene un rulo suelto, grueso que se presta para un diseño único. El broadtail tiene un bello efecto sedoso, *moiré* porque el rulo no se ha desplegado aún.
- **Orylag.** Orylag es una piel de conejo que es teñida para que luzca como si fuera la más cara chinchilla. Se siente y luce como chinchilla, y sólo un verdadero experto puede percibir la diferencia.

OBSESIÓN POR EL GUARDARROPA:
ESTOLAS DE PIEL

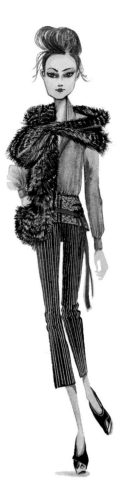

Señoras, tenemos que hablar. Yo comprendo que es difícil combinar un abrigo elegante con un vestido de noche. Pero un abrigo de día luce horrible con ropa de noche y ¡no llevar ningún abrigo luce tonto cuando afuera hace un frío terrible! Aquí es donde una hermosa estola de piel puede llegar al rescate. Toda chica debería tener una. Llena una gran cantidad de agujeros en el guardarropa. Siempre agrega un *glamour* tipo Hollywood a un vestido de noche. Y te hará lucir terminada… no como si hubieras olvidado tu abrigo en el taxi.

SI OPTAS POR PIELES SINTÉTICAS

El enorme error que se comete cuando se eligen pieles sintéticas es tratar de comprar pieles que luzcan como si fueran reales. ¡No! ¡No! Consulta en Google, Prada's Fake Classic Fall 2007. Observa cómo Prada no intenta que sus pieles imiten las reales, sino que les da una vida y una belleza propia, tiñéndolas de naranjas impactantes o creando abrigos grandes, blancos e imposiblemente inflados. Queda tan claro que son sintéticas que eso las hace espectacularmente chic.

- 1953: Marilyn Monroe y Lauren Bacall en *How to Marry a Millionaire.*
- 2001: Gwyneth Paltrow en *The Royal Tenenbaums.*
- 2006: Meryl Streep en *The Devil Wears Prada.*

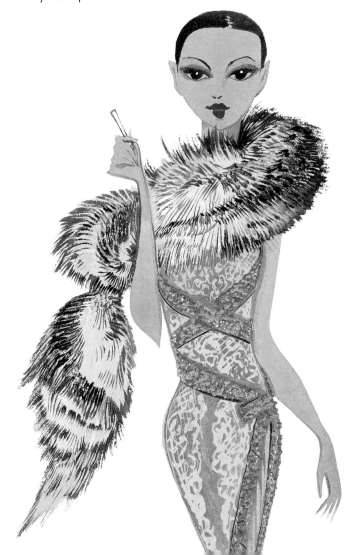

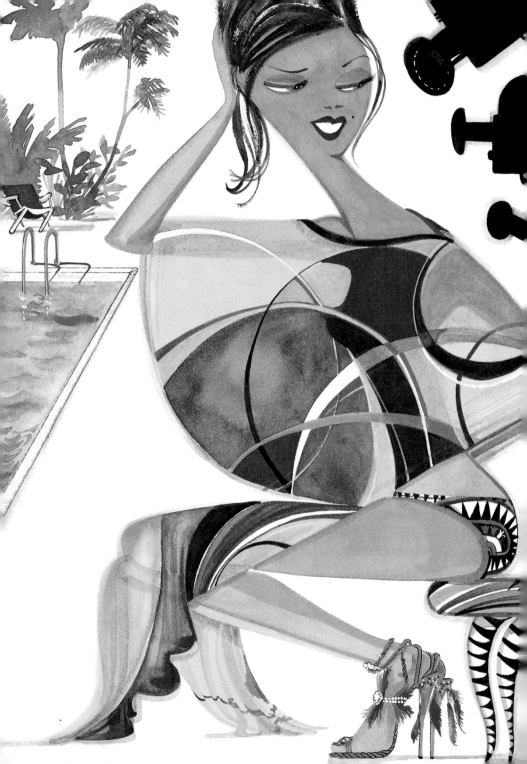

71.
Pucci

U**N ESTAMPADO** P**UCCI** trae a la memoria imágenes de envidiables personajes del *jet set* de los años sesenta. Cuando subían a sus aviones privados, siempre parecían ser fotografiadas con vestidos Pucci brillantes, vivos. Eran las mujeres que se rehusaban a perderse en el fondo, que se rehusaban a ser poco agraciadas, que sabían que el estilo tenía que ver con sobresalir un poquito. Y aunque los días del *jet set* de los años sesenta han quedado bastante lejos, los estampados Pucci perduran —más fuertes y más vivos que nunca.

Hoy, usar vestidos del diseñador es tan chic e igual de envidiable como lo era en ese entonces. Aún una prenda pequeña de Pucci —un pañuelo en tu cabello o atado a una cartera— te hará lucir un poquito como si fueras del *jet set* de los sesenta. Pero si quieres entregarte completamente al *look*, entonces compra el vestido. Siempre será el misil secreto en tu arsenal de verano. No tienes que ponértelo todos los veranos. Escóndelo por un año o dos. Pero cuando lo saques y le des rienda suelta, el vestido causará la misma impresión que causó cuando te lo pusiste por primera vez. *Explota*. Y lo mejor de todo, siempre lucirá absolutamente *al día*.

La elegancia es buen gusto más una pizca de audacia.

CARMEL SNOW

EL PUCCI PERFECTO

- Un pañuelo Pucci es una buena forma de lucir una prenda del diseñador por un precio de etiqueta reducido.
- Si tienes puesto un vestido de Pucci, asegúrate de que tus accesorios no sean llamativos.
- Los primeros vestidos Pucci eran firmados a mano. Si alguna vez ves uno en una tienda *vintage*, aférrate a él. Es casi invalorable.

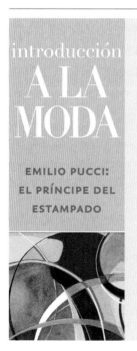

introducción A LA MODA

EMILIO PUCCI: EL PRÍNCIPE DEL ESTAMPADO

Emilio Pucci estaba en las pistas de esquí de St. Moritz cuando un fotógrafo de *Harper's Bazaar* le preguntó si podía fotografiarlo vistiendo los pantalones de esquí diseñados por él mismo. De esa manera, casi por casualidad, Pucci, un ex esquiador olímpico, saltó a la escena de la moda en los años cincuenta, cuando los estilos eran restrictivos y estructurados. Pucci rompió el molde y comenzó a crear vestidos de jersey de seda que eran decididamente sin estructura. Se volvió famoso por los colores brillantes y los estampados vivos con los que hacía sus prendas. Sus vestidos se volvieron una prenda básica en la alta sociedad, amados por su estilo osado y tal vez porque eran la prenda perfecta para viajar (pesaban apenas de tres a cuatro onzas y eran maravillosamente inarrugables). A la muchacha que viaja bastante nunca le faltaba uno.

72.
Pulsera de dijes

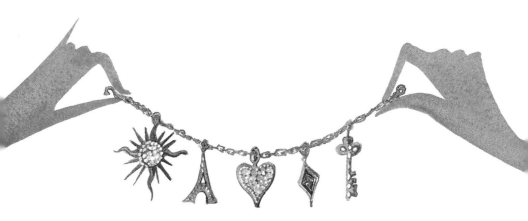

CUANDO UNA PULSERA de dijes se forma dije por dije, puede ser la pieza de joyería más preciada en tu colección. Los diseñadores han comenzado a vender versiones terminadas, pero las mejores pulseras de dijes son las que permiten que expreses tu creatividad. Te permiten que les añadas nuevos dijes a medida que pasan los años, y cada dije puede tener un significado, un hito o un recuerdo que va con él. Es como un diario, pero uno que luces en tu muñeca o bien en tu alhajero esperando el día en que se lo pases a tu descendencia. La parte más maravillosa de la pulsera de dijes es que cuando seas mayor, te hará recordar momentos de tu vida, y podrás contarles a tus hijos y nietos qué significa cada dije.

ENCANTADA POR LA PULSERA DE DIJES

- Una pulsera de dijes es una pieza muy personal que puedes comenzar en cualquier momento de tu vida. Es maravilloso empezarla cuando llegas a un hito —terminar la secundaria, entrar a la universidad, casarte, tener un hijo— de modo que te haga recordar esos años especiales.
- Considera la posibilidad de tener varias pulseras de dijes y darle a cada una un tema, o tener una pulsera e ir acumulando dijes en ella gradualmente.
- Puede ser un bello regalo y puedes hacer entrega de una pulsera de dijes ya totalmente terminada, o la pulsera con sólo unos pocos dijes que hayas escogido tú. Entonces la beneficiada puede seguir añadiéndole.
- Busca esta prenda en tiendas de segunda mano porque luce mucho más auténtica cuando algunos de los dijes son nuevos y otros son viejos. No la recargues demasiado.

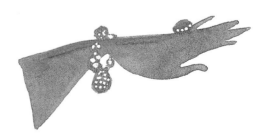

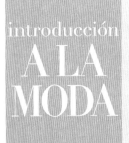

introducción
A LA
MODA

PULSERA CON ENCANTOS

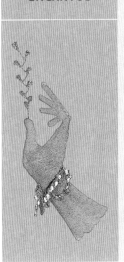

Las pulseras de dijes se remontan al antiguo Egipto. Las usaban para conjurar los espíritus malignos y para mostrar estatus. Pero la función principal de la pulsera de dijes para el egipcio era ser una especie de tarjeta de identificación para ayudar a los dioses a ubicar a cada persona por el estatus que tenían en el otro lado y reunirla con todas sus posesiones. Es como un boleto para la otra vida.

PULSERAS DE DIJES QUE ME GUSTARÍA VER

- **Marlene Dietrich.** Tenía una hecha con fichas de póquer, que le había dado Frank Sinatra. Y una que tenía figuras religiosas y símbolos de buena suerte —ella estaba convencida de que la mantenía a salvo cuando volaba.
- **Elizabeth Taylor.** Tenía muchas —una tenía solo dijes de corazones que representaban su amor de niños, amigos... y esposos.
- **La Señora Walt Disney.** Tenía una pulsera de dijes que Walt le había regalado con veintidós Oscars en miniatura, que representaban la cantidad de Oscars que Walt había ganado.

- Doyle & Doyle. Una tienda de alhajas en el Lower East Side de Manhattan que tiene joyas antiguas y alhajas de sucesión cuidadosamente seleccionadas a precios razonables.
- C.H.A.R.M. Una compañía con una colección enorme de dijes de inspiración *vintage*. Con toda seguridad encontrarás piezas que representen cada faceta de tu vida, sea cual sea tu personalidad.
- Pulseras de dijes de Louis Vuitton. LV ha aportado alta moda a la pulsera de dijes. La casa hace dijes basados en el tema del viaje, que cuestan un dineral, pero son gloriosamente estupendos.

Realmente pienso que, después de todo, los caballeros americanos son los mejores, porque un beso en la mano puede hacerte sentir muy bien, pero una pulsera de diamantes y zafiros dura para siempre.

ANITA LOOS

73

Pulseras

L AS MODELOS JÓVENES usan versiones de plástico diver-
tidas y llenas de color cuando visten sus camisetas y
tenis Converse. A menudo, las actrices se ponen una
gran cantidad de pulseras delgadas de oro como ar-
madura sobre la alfombra roja. Las chicas también
buscan los estilos étnicos de India y África. La pulsera es un elemento básico del estilo que le permite a una chica ser creativa.
Vienen en una gran variedad de materiales preciosos y no preciosos.
Puedes encontrarlas en Saks o en la calle. Pueden ser sencillas o de-
coradas, brillantes y audaces, o clásicas y tradicionales. Todo depende de tu estilo. Prueba diferentes versiones. Mezcla la madera
con la plata. Fíjate qué funciona para ti. Tus pulseras son las campa-
nillas que anuncian tu elegante llegada.

SECRETOS DE LA INDUSTRIA: **MIS FAVORITOS**

- Pulseras *vintage* poco comunes de Bakelita. La Bakelita es
  un material muy hermoso, muy poco común que se producía en los años veinte y treinta, pero ya no se fabrica. Busca
  en Mark Davis o dales una recorrida a los negocios *vintage*.

- Pulseras de esmalte de Hermès. La pulsera icónica, que
  viene en una variedad de diseños. Maravillosas cuando se
  usa una gran cantidad de pulseras juntas o mezcladas con
  otros colores.

- Alexis Bittar. Diseñador que hace bellas pulseras de Lucite.

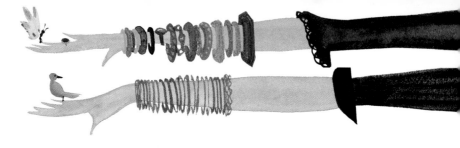

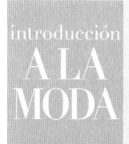

introducción
A LA
MODA

PULSERAS DE BAKELITA

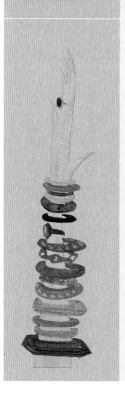

La Bakelita es un material muy raro que ya no se fabrica. Fue un precursor del plástico, era casi indestructible, podía imitar fácilmente a otros materiales (marfil, carey, coral) y podía ser teñido de casi cualquier color. Fue usado desde la década del veinte hasta la década del cincuenta para hacer de todo, desde tubos de teléfonos hasta radios, desde botones a alhajas de fantasía. Las prendas de fantasía de Bakelita se volvieron populares durante los años veinte y tuvieron gran impulso cuando, dada la Gran Depresión, comprar joyas caras no era una opción. Las mujeres usaban pulseras de Bakelita muy coloridas para agregar color y un poco de diversión a un período que de otro modo carecía de gracia. Los íconos como Diana Vreeland y Elsa Schiaparelli eran fanáticas de las pulseras y ayudaron a contribuir a la popularidad de las alhajas. Cuando comenzó la Segunda Guerra Mundial, la producción de Bakelita se detuvo, dado que las fábricas eran usadas para hacer sólo materiales de guerra. Para cuando terminó la guerra, ya se habían desarrollado plásticos más baratos y se producía muy poca cantidad de Bakelita. La época de oro de la Bakelita había finalizado. Hoy, las alhajas de fantasía hechas de Bakelita son objetos de colección.

Los colores más codiciados incluyen:

- **CARAMELO**, un amarillo dorado que fue producido sólo durante la década del treinta.
- **"FINAL DEL DÍA"**, una mezcla de tres o más colores contrastantes que eran mezclados en la fábrica al final del día con todos los materiales que sobraban.
- **POLVO DE ESTRELLA**, transparente con manchitas doradas, desaparecieron después de la década del treinta.

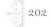

DULCES PARA EL BRAZO

- Para ser audaz, ponte diseños grandes desde la muñeca hasta el codo, como famosamente hizo Nancy Cunard (Busca en Google: *Nancy Cunard in bangles*. No te decepcionará).
- Para más *glamour*, usa un brazo lleno de pulseras delgadas de oro de dieciocho quilates a lo Carolina Herrera, que es famosa por llevar al menos diez a la vez. Tú deberías aferrarte a no menos de seis. Mezcla las de fantasía con las reales si quieres. Es bueno buscar en tiendas *vintage*.
- Para divertirte, busca las de Bakelita de colores extraños en el mercado de pulgas o pulseras baratas de la India.
- Para un poco de oropel, ten en cuenta que las pulseras delgadas de pequeños diamantes pavé agregan diversión y brillo.

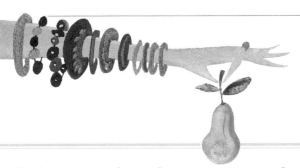

Es el accesorio de moda jamás visto, inolvidable,
supremo, que anuncia tu llegada y prolonga tu partida.

COCO CHANEL

74.
Reloj

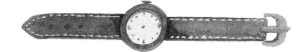

AHORA QUE MUCHAS de nosotras sabemos qué hora es con solo mirar nuestros teléfonos celulares, ya no necesitamos llevar un reloj por razones prácticas. Los relojes se han vuelto elementos puramente de moda y deberían servir como elementos para marcar un estilo más que para marcar la hora. Hay varias formas de abordar el tema del reloj dependiendo de tu personalidad, sensibilidad y fondos para hacer compras. Puedes pensar en algo realmente femenino y de altísima calidad y conseguir un reloj de cóctel de diamantes (una inversión preciosa si puedes hacerlo). Puedes ser moderna y conseguir el último reloj plástico de Prada o Swatch. Sé clasicista y consigue un diseño de plata (sea Rolex o TAG Heuer). O puedes optar por un reloj de hombre. Yo personalmente amo el *look* de un reloj de hombre sobre la muñeca de una mujer. La masculinidad grande y contundente del diseño lleva la vista a la muñeca, una de las partes más femeninas del cuerpo de una mujer.

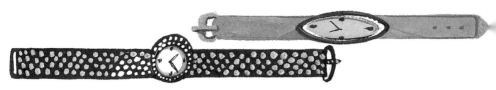

Estos son mis tres relojes icónicos favoritos. Son todos artículos como para vaciar el banco porque, ¡ey!, un reloj debería ser un artículo para vaciar el banco.

- Cartier Tank. El Cartier Tank fue creado en 1917, en el punto más álgido de la Primera Guerra Mundial, y dice la leyenda que Louis Cartier basó el diseño en el corte horizontal del tanque militar Renault. Éste cambió de forma dramática la historia de los relojes; debido a su popularidad, inspiró a hombres y mujeres a cambiar sus relojes de bolsillo por relojes de muñeca. A lo largo de los años ha habido más de doscientos cincuenta variaciones del Cartier Tank original.
- Rolex Daytona. En 1961, Rolex dio a conocer su cronógrafo (un reloj que tenía tanto las características de un reloj que da la hora como las de un cronómetro), y se convirtió inmediatamente en el reloj favorito de los pilotos de carrera, dado que podía ser usado fácilmente para calcular la velocidad por vuelta. Pronto fue llamado el Daytona, en honor a la popular pista en la Florida. Debido a su limitada producción (de 1961 a 1987) e ilimitada popularidad, el Daytona es uno de los relojes más codiciados y coleccionables.
- Jaeger-LeCoultre Reverso. Fue creado en 1931, y se llamó así debido a su caja giratoria reversible. Se fabricó para los oficiales del ejército inglés en la India, quienes frecuentemente quebraban los cristales de sus relojes mientras jugaban al polo. Jaeger-LeCoultre produjo una caja que podía girar 180 grados y por lo tanto el cristal no quedaba expuesto cuando se jugaba al polo… o en las trincheras de una venta de muestras.

75.

Ropa interior

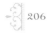

EL JUEGO COMIENZA en el cajón de la lencería. Lo que te pones debajo de tu ropa importa. Es la base para todo. Es sorprendente cuán rápidamente puede hacerte sentir *sexy* un gran conjunto de ropa interior. Y cuán rápidamente la ropa interior que se te marca puede arruinar un atuendo.

OBSESIÓN POR EL GUARDARROPAS:
AGENTES SECRETOS

- Cosabella. Significa "cosa hermosa" en italiano. Cosabella es célebre por dos cosas: comodidad y color. Las favoritas de las fanáticas son las tangas Soire, que vienen en más de cuarenta colores.
- OnGossamer. Amado por las celebridades, los *shorts* de muchacho de malla invisible de OnGossamer son la opción perfecta para las que no son amantes de las tangas.
- La Perla. La afamada compañía de lencería italiana hace tangas lujosas y sin costuras, pantalones tiro corto y *culottes*.
- Elle Macpherson Intimates. Bragas de una mujer que sabe de la ropa interior (y del estilo). Estas prendas son traviesas, sensuales y categóricamente modernas.

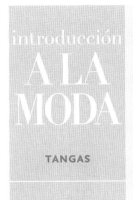

introducción
A LA MODA

TANGAS

Las tangas son el tipo de ropa más antiguo que haya conocido el hombre. Han sido usadas por hombres tribales por más de 75.000 años. La tanga fue originalmente diseñada para hombres, y recién fue usada como ropa interior por las mujeres occidentales en los ochenta.

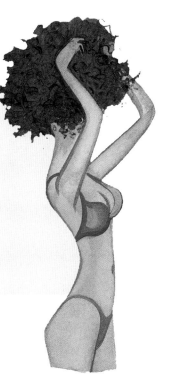

Mi madre tenía razón.
Cuando ya no te queda nada, lo único que puedes
hacer es ponerte ropa interior de seda y
comenzar a leer a Proust.

JANE BIRKIN

76.
Ropa para hacer yoga

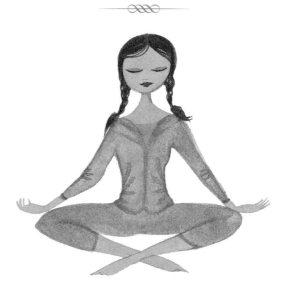

J AMÁS SE HA logrado paz interior mientras se viste con una sudadera grande y floja y pantalones viejos de gimnasia. La ropa para hacer ejercicio debería quedarte igual de bien que la ropa de calle. Si tu ropa para ir al gimnasio está vieja, estirada o desteñida, ¡reemplázala! Te mereces lucir bien en los espejos del gimnasio —después de todo, fuiste al gimnasio (de por sí un triunfo), de modo que, ya que estás allí, más te vale tener algunas prendas lindas en las que estirarte y transpirar. Sólo promete que no las usarás si vuelas por avión. (A menudo se asume que la ropa linda para hacer yoga o incluso un lindo conjunto deportivo, puede ser usado cuando se viaja por avión. Eso es un error total.)

NUALA Y MAHANUALA

Nuala (siglas para *Natural Universal Altruistic Limitless Authentic* [Natural Universal Altruista Ilimitado Auténtico]) es una línea de ropa para yoga producida por Christy Turlington en colaboración con Puma. La ropa no es sólo para hacer yoga, también es lo suficientemente elegante como para que puedas llevarla en la calle sin sentirte avergonzada (no esperaríamos nada menos de una supermodelo). Una segunda línea, Mahanuala, también producida por Christy, se creó en 2004, y tiene más prendas para el Yogi serio. Christy dijo que ella había creado las líneas por necesidad, porque todas las otras marcas estaban usando materiales sintéticos y colores estrafalarios.

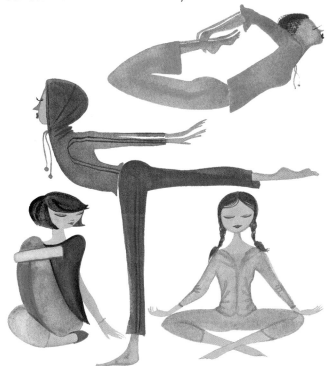

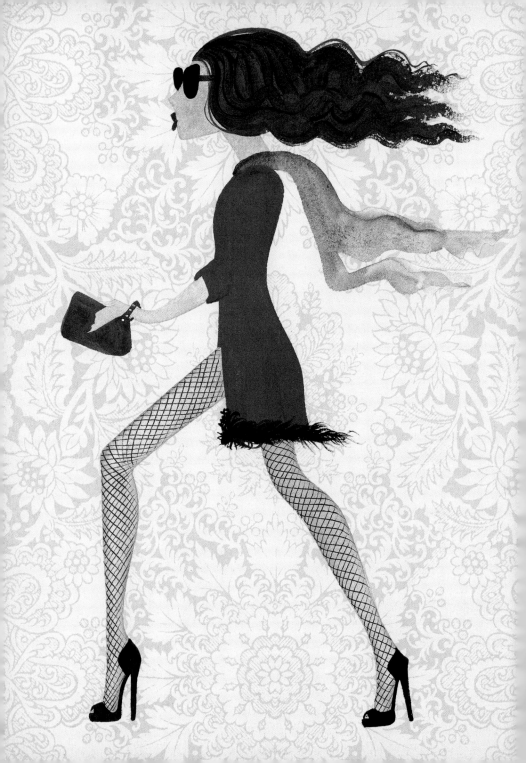

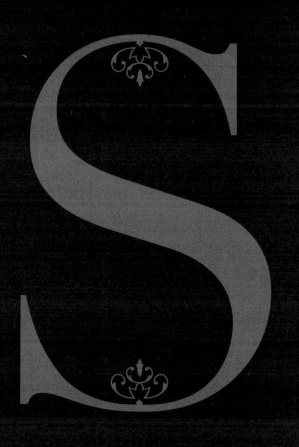

77.

Sandalias

⊶⊷

REO QUE ES obligatorio para toda mujer tener dos
pares de sandalias para el verano: un par informal
para el día y uno elegante para la noche. Para el día,
una sandalia gladiador siempre es chic y elegante
(aunque hay temporadas que recibe más atención que
otras). La versión baja de la sandalia gladiador es clásica y resistente.
La versión hasta la rodilla (ver en Google *Mary-Kate Olsen in gladiators*) va y viene de la moda. Para la noche, una sandalia metálica combinará bien con todos los atuendos de verano. Para las noches de
verano de bajo perfil, una sandalia metálica chata es la perfección.
Pero cuando quieres elevar la cosa un poquito, el tacón debería subir
contigo. Una sandalia metálica de tacón aguja (dorada o plateada) es
realmente la única opción para una noche de verano en la ciudad.

OBSESIÓN POR LOS PIES

- Tus sandalias deben calzarte tan perfectamente como
  tus mejores zapatos de tacón aguja. Ninguna parte del
  pie debería exceder a los lados, ni por delante, ni por
  detrás.
- Asegúrate de que tus pies estén perfectamente arreglados. ¡Por favor! Recuerda esto, como mínimo.

OBSESIÓN POR EL GUARDARROPA:
K. JACQUES

La compañía K. Jacques fue creada en 1933 por el Sr. y la Sra. Keklikian Jacques. Sus sandalias representan la auténtica moda Saint Tropez. Tienen estilo y son informales e irradian la relajada, tranquila atmósfera mediterránea. Hoy en día sigue siendo una empresa familiar, todos los productos se hacen en Francia y la marca tiene tres tiendas en Saint Tropez y una *boutique* en el barrio Le Marais de Paris. Sin embargo, las sandalias también pueden encontrarse en las grandes tiendas exclusivas y por Internet. Fueron un éxito desde sus comienzos entre las celebridades y la elite de la moda. Siguen siendo favoritas hoy y seguirán siéndolo mientras que los estilos informales, pero elegantes, de Saint Tropez estén en boga (vale decir, hasta el fin de los días).

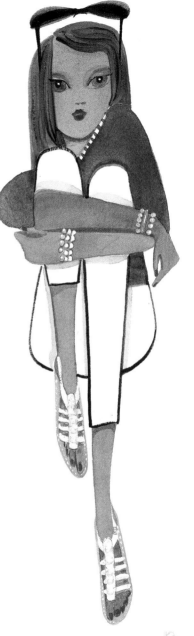

Las sandalias Jack Rogers Navajo son una prenda básica adorada en la playa y en los lugares turísticos. El diseño de la sandalia/chancla inspirada en el mocasín fue la invención de un zapatero de la Florida que las hacía para una tienda distinguida de Palm Beach. Las sandalias Jack Rogers Navajo fueron al principio un éxito local y ahora son una obsesión en todo el mundo. Están hechas en todos los colores y materiales imaginables (cocodrilo, gamuza, caimán, pitón) y las puntadas reforzadas de la firma proveen muchas combinaciones de colores. Las puedes comprar hechas por encargo, con monograma, con tacón alto o bajo, y son imprescindibles para estar en sintonía con Jackie O., Kate Hudson o Liv Tyler en toda su gloria veraniega.

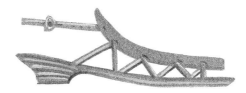

Dirige tus pies hacia el lado soleado de la calle...

DOROTHY FIELDS

78.
Sarong

ENVOLVERTE EN UNA toalla de playa no es en absoluto tan elegante (o halagador) como envolverte en un *sarong* de seda. Las versiones en algodón también son maravillosas. Un *sarong* es un accesorio imprescindible cuando se está al borde de una pileta o en la playa. Puede atarse alrededor del cuello o anudarse en la cadera o llevarse como turbante o servir dos propósitos y usarse como toalla. Se puede convertir en vestido, en chal o incluso en cartera. Las mujeres que tienen mucha práctica en el arte de atar el *sarong* son capaces de transformarlo de un elemento para cubrirse durante el día a un vestido de noche para usar durante la cena o para tomar una copa. Las mujeres que no son expertas tal vez aseguran su *sarong* con un broche... nunca está de más. De todos modos, una cosa es cierta: sus posibilidades son infinitas.

DÓNDE COMPRAR...

- El *sarong* es una prenda tradicional vestida por los hombres y las mujeres en Malasia e India, de modo que las buenas tiendas étnicas tendrán muchos entre los que elegir.
- Si debes comprar calidad, Hermès y Eres son buenas opciones.

- Calypso hace buenas versiones y siempre tiene algunos disponibles.
- Cualquier ciudad de vacaciones los tendrá en sus *boutiques*.
- Ya sea Hermès o Eres, lo que importa es "de qué rincón del mundo viene".

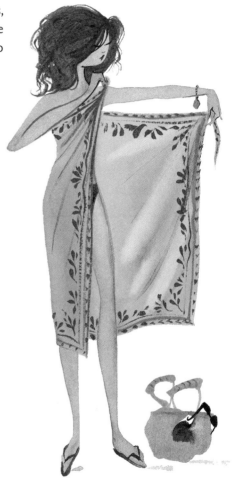

79

Sombrero de caballero

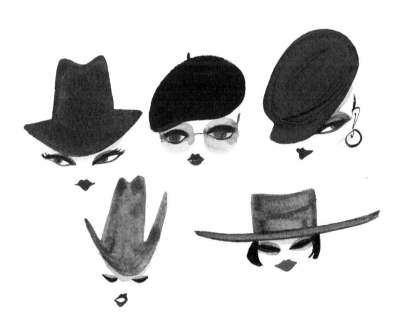

ENTRAR A UNA habitación mientras se luce un sombrero de caballero as bastante parecido a entrar a una habitación mientras se lucen anteojos para sol —atraerá y desviará la atención al mismo tiempo. Definitivamente hará que no pases desapercibida, pero podrás esconderte debajo de él también. Toda mujer debería tener un sombrero de caballero con el que se sienta cómoda. Hay pocas cosas más *sexy* que una mujer que se pone uno y sale a encontrarse con el mundo.

- EL *FEDORA*. Un sombrero de fieltro hundido longitudi-
  nalmente en la copa y apretado a ambos lados. El *fedora*
  se asocia frecuentemente con los mafiosos y los detecti-
  ves, y aunque se ha abierto camino hacia las cabezas de
  la alta moda, todavía porta la idea de amenaza y misterio. De modo que llévalo con actitud. Mucha actitud.
  FANÁTICOS FAMOSOS: Greta Garbo, Madonna, Keira
  Knightley, Frank Sinatra, Al Capone.

- *TRILBY*. Parecido al *fedora*, pero con una ala más angosta.
  El *trilby* siempre ha sido popular entre los músicos de
  jazz y *soul*. Recientemente ha ganado seguidores entre
  los chicos *indie* y *emo* en el Reino Unido.
  FANÁTICOS FAMOSOS: Agyness Deyn, Justin Timberlake,
  Victoria Beckham

- EL PANAMÁ. Está hecho de paja de toquilla trenzada y generalmente tiene una ala ancha y una copa hundida. Es
  liviano como una pluma y tiene la maravillosa ventaja de
  no perder su forma después de que lo has enrollado, lo
  que lo hace perfecto para viajar. En una película hecha a
  principios del siglo veinte durante el verano cuando se
  suponía que el actor debía lucir elegante, el director de
  vestuario de seguro le haría llevar un sombrero Panamá
  al actor.
  FANÁTICOS FAMOSOS: Bob Dylan, Clark Gable

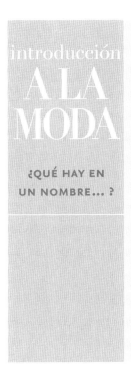

introducción

A LA MODA

¿QUÉ HAY EN UN NOMBRE... ?

- **Fedora.** Aunque el *fedora* se asocia comúnmente con los hombres, recibe su nombre del personaje femenino que llevaba puesto el sombrero en una obra de teatro de 1880, Fedora.

- **Trilby.** El nombre de este sombrero está basado en una obra de teatro inspirada por la novela de 1894, *Trilby*, porque se lució un sombrero de este estilo en la primera producción de la obra en Londres.

- **Panamá.** El sombrero Panamá se fabrica en Ecuador, pero cuando se construyó el Canal de Panamá, se importaron miles de sombreros desde Ecuador para que los usaran los trabajadores de la construcción. En 1904, el presidente de los Estados Unidos, Theodore Roosevelt, volvió de una visita oficial al canal luciendo uno de estos sombreros, y fueron conocidos a partir de allí y para siempre como sombreros Panamá.

EL TRUCO DEL SOMBRERO

Comprométete con él. Si no lo llevas con seguridad, va a desaparecer toda su distinción.

Ladea tu sombrero —los ángulos demuestran actitud.

FRANK SINATRA

80.
Sombrero para el sol

UN SOMBRERO PARA el sol flexible es un elemento básico para usar en la playa, mejor si lo encuentras en un puesto al costado del camino, los mercados de pulgas o las tiendas de las ciudades junto al mar. Es útil para protegerte del sol y/o esconder el cabello afectado por la playa. También le hace saber al mundo que estás de vacaciones (aún si no lo estás), especialmente cuando se usa con un vestido de tirantes y alpargatas. El sombrero para el sol es, la mayoría de las veces, asociado con las mujeres libres de preocupaciones, que no tienen otra cosa que hacer ese día más que sonreír. Todas deberíamos aspirar a ser esa mujer, que luce como quien no tiene otra cosa que hacer más que absorber la vida que la rodea.

AQUÍ LLEGA EL SOL

- Michael Kors a menudo tiene una versión disponible.
- Por lo general, el mejor sombrero para el sol se compra en un puesto a la vera del camino.
- Debería poderse empacar fácilmente —¡eres una chica que viaja constantemente!

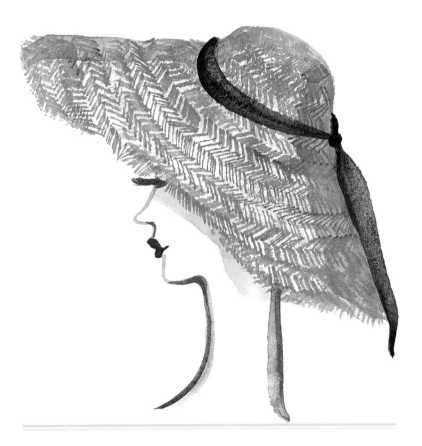

Vive al sol, nada en el mar,
bebe el aire silvestre.

RALPH WALDO EMERSON

81

Sortija de sello

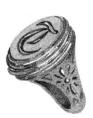

EN EL MUNDO ANTIGUO, la sortija de sello era como tu tarjeta de crédito o tu BlackBerry —si la perdías, entrarías en un estado de pánico. En ese entonces, tu sortija de sello funcionaba como tu firma y era usada para cerrar contratos y correspondencia. Hoy, es un indicador de tu individualidad, porque cada sortija está grabada exactamente como tú lo quieres. La versión clásica tiene el emblema de tu familia, la insignia de tu universidad o monograma (por lo general, son de tres iniciales). Pero si quieres ser menos tradicional, puedes tener inscripta cualquier cosa desde una broma que sólo algunos entienden, hasta un hito en tu vida. ¿Tal vez las iniciales de tu álter ego?

FIRMADO, SELLADO, ENTREGADO...

- Si no te molesta llevar puestas las iniciales o emblema de familia de otra persona, busca en las tiendas de alhajas antiguas, donde encontrarás sellos antiguos, de diseños elaborados.

- Tiffany tiene maravillosas sortijas de sello, si quieres tener algo clásico.
- Como el anillo de cóctel, puede ir en cualquier dedo que elijas.

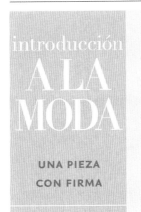

introducción
A LA MODA

UNA PIEZA CON FIRMA

Tradicionalmente, la sortija de sello representaba la firma de una persona, y robar una era una ofensa seria. La marca en el anillo podía tanto realzar tu reputación como condenarte a muerte (por ejemplo, si llevabas un anillo con la impresión de Brutus y Cassius después del asesinato de Julio César).

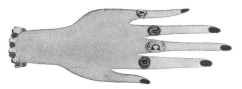

DATOS DIVERTIDOS

- Las mujeres de rango en la era medieval usaban sortijas de sello como símbolo de prestigio.
- La famosa sortija de sello de Michelangelo tenía un grabado de un segmento de la Capilla Sixtina.
- Soñar con una sortija de sello podía ser bueno o malo, dependiendo la naturaleza del sueño. De cualquier modo, soñar con una es señal segura de que se avecina un cambio.

82.
Sostén con *push-up*

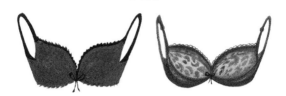

ONSIDERADO UNA DE las grandes invenciones del siglo veinte, el sostén con *push-up* es una prenda adorada universalmente, que provee escote allí donde antes no había nada. Una chica debe elegir con sabiduría cuándo y dónde usar semejante sostén. Una primera cita, quizá. Una entrevista de trabajo, probablemente no. Y por lo general, no importa dónde vayas, el escote debería disimularse. Menos es más… a menos que estés tratando de escaparte de una multa por exceso de velocidad.

OBSESIÓN POR EL GUARDARROPAS:
LA FAMILIA DEL *PUSH-UP*

- La Perla. Esta compañía de lujo hace sostenes espléndidos en los que vale la pena invertir.
- Kiki de Montparnasse. Lleva la sexualidad a su punto límite.
- Agent Provocateur. Traspasa ese punto límite de la sexualidad.

- Victoria's Secret. Una opción accesible. Vienen en una variedad de estilos y colores.
- Wonderbra. El que comenzó con todo esto. Ver Introducción a la moda.

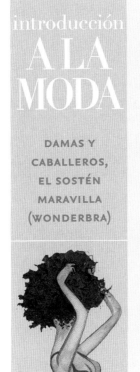

introducción A LA MODA

DAMAS Y CABALLEROS, EL SOSTÉN MARAVILLA (WONDERBRA)

En 1994, un sostén nacido en Gran Bretaña desembarcó en los Estados Unidos con una locura generalmente reservada para las bandas británicas. Los primeros Wonderbra llegaron a Manhattan en autos blindados y limusinas. Modelos, guardaespaldas y guardias de seguridad descargaban las cajas mientras muchedumbres de mujeres lanzaban papel picado y agitaban carteles. Los sostenes llegaron en grandes cantidades en Cadillacs color rosado a Miami. Llegaron en tranvía a San Francisco. Y en helicóptero a Los Angeles.

Se vendió uno cada quince segundos y produjeron un fenómeno cultural como ningún otro. También produjeron citas periodísticas llamativas y *slogans* de mercadeo:

EL MEJOR TITULAR

Podemos hablar de esto con calma.

LOS ANGELES TIMES

EL MEJOR *SLOGAN* DE WONDERBRA

Mírame a los ojos,
Y dime que me amas.

EL MEJOR AVAL DE UNA CELEBRIDAD

Lo juro, hasta yo consigo un escote con ellos.

KATE MOSS

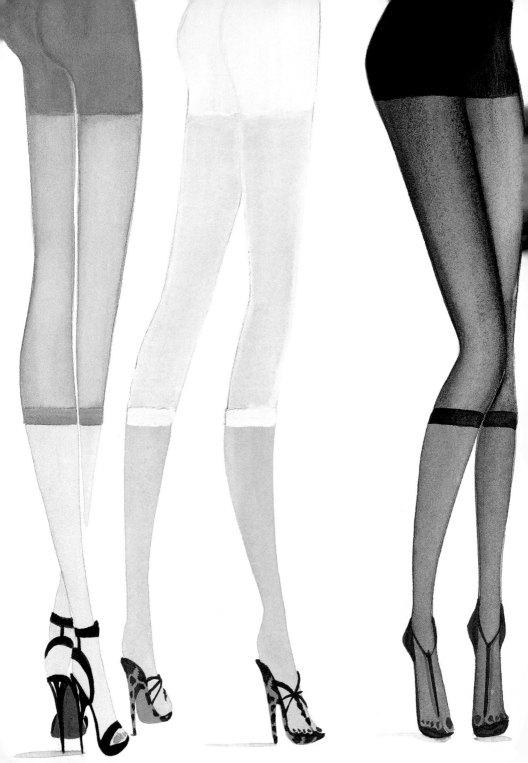

83.
Spanx

M EDIAS PANTY SIN pies y con control en la parte superior, que cambian tu vida y deberían usarse en cualquier momento en que una mujer quiere parecer una talla más pequeña. Las celebridades deliraron por ellas desde el mismo momento en que llegaron al mercado. Oprah las mostró en su programa como una de sus "cosas favoritas". Gwyneth Paltrow le contó a un periodista su secreto para lucir lista para la alfombra roja: "Hay algo maravilloso llamado Spanx… te comprimen. Es genial. Todas las chicas de Hollywood las usan". El secreto del Spanx se difundió rápidamente, y si no están en el cajón de toda mujer, ¡caray! deberían estarlo.

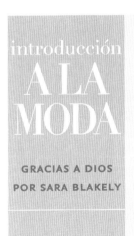

introducción

A LA MODA

GRACIAS A DIOS POR SARA BLAKELY

Hace siete años, Sara Blakely estaba vendiendo fotocopiadoras y máquinas de fax de puerta en puerta. Hoy, es la inventora favorita de toda mujer. Su idea del Spanx nació a partir de un poco de frustración y un poco de innovación. Una noche, de puro impulso, Sara cortó los pies de sus medias panty para llevarlas puestas debajo de sus pantalones blancos. Descubrió que se veía más delgada, todo estaba compuesto y no había ninguna raya que se marcara gracias a la ropa interior. De modo que limpió su cuenta en el banco de $5.000 y se dispuso a cambiar el mundo. Misión cumplida.

84

Sudadera con capucha y cremallera

L A SUDADERA CON CAPUCHA y cremallera se ha convertido en el *jean* o la chaqueta de cuero de hoy en día. Fue usada exclusivamente por gente marginal, pero ahora está claramente dentro del territorio de la moda. Parece que todas las celebridades respetables, músicos y modelos poseen al menos veinte de ellas. Son obligatorias para atravesar los corredores de JFK, Hollywood Boulevard y para idas rápidas a Starbucks los sábados por las mañanas. Pero cuando se la sube un poquito de categoría, a la versión de cachemira o de lana merino fina, se convierte en una prenda seria que puede usarse en las más sofisticadas de las situaciones.

EN LA CAPUCHA

- Asegúrate de que tu sudadera con capucha sea entallada de modo que luzcas elegante y a la moda, no anticuada y desaliñada.
- Siempre mantén la capucha puesta cuando tu cabello no se vea perfecto y haya paparazzi alrededor.
- ¡Compra una versión en cachemira negra! (Si te dejo con un último consejo práctico, es que *siempre* debes comprar una versión de cualquier prenda en cachemira negra si viene en esa versión.).

La primera sudadera con capucha fue hecha por Champion y fue creada para mantener abrigados a los trabajadores en los helados depósitos de Nueva York. Se convirtió en una prenda de moda en los años setenta, cuando el *hip hop* estaba ganando terreno y la capucha era el uniforme de elección de la subcultura. También obtuvo un gran estímulo en 1976, cuando Sylvester Stallone apareció en la pantalla con su sudadera con capucha, sello distintivo de *Rocky*. A través de las décadas, la sudadera con capucha se convirtió en la prenda de elección estándar para los jóvenes, los reflexivos y los con más onda-que-tú (es decir, los patinadores, los roqueros *punk*, la gente del *hip hop*, los tipos del *surf*, las celebridades escapando de los paparazzi).

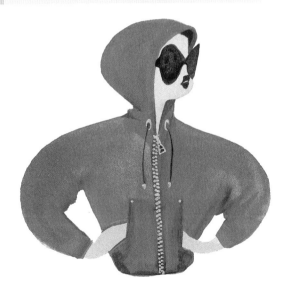

85.
Suéter de cachemira

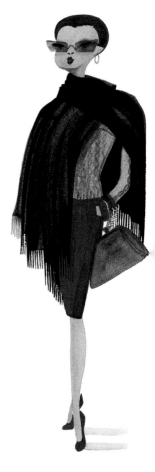

LAS MUJERES COMENZARON a ansiar el cachemira por primera vez en 1937, cuando Lana Turner se puso su suéter de cachemira ajustado en la película *They Won't Forget*. Y nadie se olvidó de ese suéter. Desde ese momento, las mujeres empezaron sus colecciones de cachemira.

Es aconsejable tener todos los que sea posible en tantas versiones como sea posible: un cárdigan, un suéter de cuello alto, un suéter de escote redondo, uno de escote en V, un chal, etc. El atractivo enorme del cachemira es la sensación sedosa, muy ligera, que siempre te hará sentir luxe. También es, onza por onza, la más abrigada de las fibras naturales, de modo que brinda calidez sin bulto.

El lujo debe ser cómodo, si no, no es lujo.

COCO CHANEL

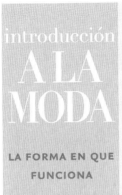

A LA MODA

LA FORMA EN QUE FUNCIONA

La lana cachemira es hilada de las fibras de la cabra cachemir. Las cabras son criadas principalmente en Mongolia y China. Una vez que las fibras son recolectadas, se envían principalmente a Italia o Escocia para ser convertidas en hilo y tejidas en suéteres.

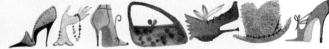

CUANDO SE COMPRA CACHEMIRA

- Date permiso para gastar un poquito. Puedes encontrar cachemira a todo tipo de precio, pero si quieres calidad que dure, prepárate a gastar al menos doscientos dólares.
- Para cachemira de verano, busca una mezcla de cachemira con seda.
- A mayor cantidad de hebras, mayor abrigo brinda el suéter (también será más caro). Si vives en Vermont busca mayor cantidad de hebras, y si vives en Florida, busca menor cantidad.

86.
Suéter tejido con ochos

EL SUÉTER TEJIDO con ochos en el dorso, también conocido como suéter de pescador, tiene sus raíces en Irlanda, pero desde entonces se ha convertido en una tradición de Nueva Inglaterra (piensa en Ali McGraw en *Love Story*). El suéter tejido con ochos siempre será visto como clásicamente *preppy* (piensa en Ralph Lauren), pero también puede ser digno de la pasarela (fíjate cómo Michael Kors y Chloé actualizaron el clásico). Hay una versión de suéter tejido con ochos para cada aspecto del estilo personal de una. Encuentra la que combine contigo, y tendrás una prenda a la cual recurrir por el resto de tu vida. Cualquier versión a la que recurras, seguirá siendo el tipo de prenda básica del guardarropa que te permite estar cómoda, abrigada e informal, e increíblemente elegante al mismo tiempo. El suéter tejido con ochos envía ese mensaje de indiferencia informal ("Oh, tan sólo algo que me tiré encima"). Y sin embargo también manda el mensaje de estilo supremo ("…pero sabía lo que estaba haciendo").

Y una siempre debe mandar un mensaje.

Siempre uso mi suéter con la parte de atrás hacia delante; favorece mucho más.

DIANA VREELAND

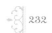

- Informal de fin de semana. Encuentra una versión color *beige* crudo de talla grande con pantalones angostos metidos en botas Frye.
- Sofisticación suprema. Ponte un suéter tejido con ochos blanco bien a tu medida con pantalones blancos y un abrigo color camello encima.
- Completamente moderna. Busca una versión de vestido de cachemira y combínalo con un cinturón y unas botas.
- Chic de preparatoria. Mantente fiel a sus raíces y ponte una versión J.Crew con chinos y mocasines.

OPCIONES CON LOS OCHOS

- Una versión blanca perfecta puede ser un suéter ideal para viajar, dado que puede combinarse con casi todo lo que llevas en tu maleta.
- Ponte un pantalón angosto o pantalón pitillo para compensar el volumen de arriba. Si tienes volumen tanto arriba como abajo lucirás enorme. El equilibrio es la clave.
- Esta es una prenda que es divertido comprar en el departamento de hombres (¡otra vez!), pero ten mucho cuidado con el calce (en caso de que no lo hayas notado, los muchachos no tienen exactamente la misma contextura que nosotras).
- Chloé hace la versión suprema de moda, si quieres invertir. Mantén todo el resto de tu atuendo ordenado y sencillo —el cabello, el maquillaje, las alhajas, de modo que el suéter se vea como una elección deliberada y no perezosa. Las mujeres elegantes nunca son ni lucen perezosas.

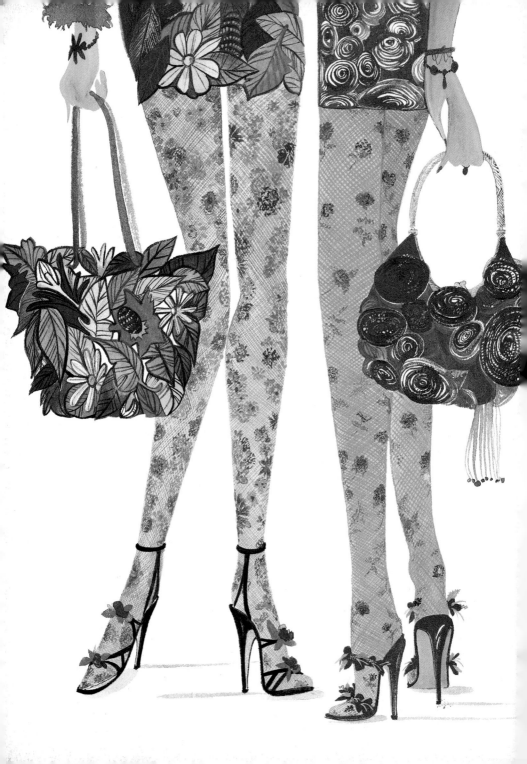

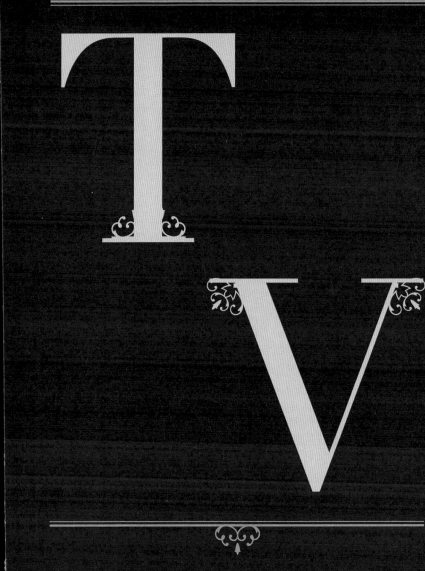

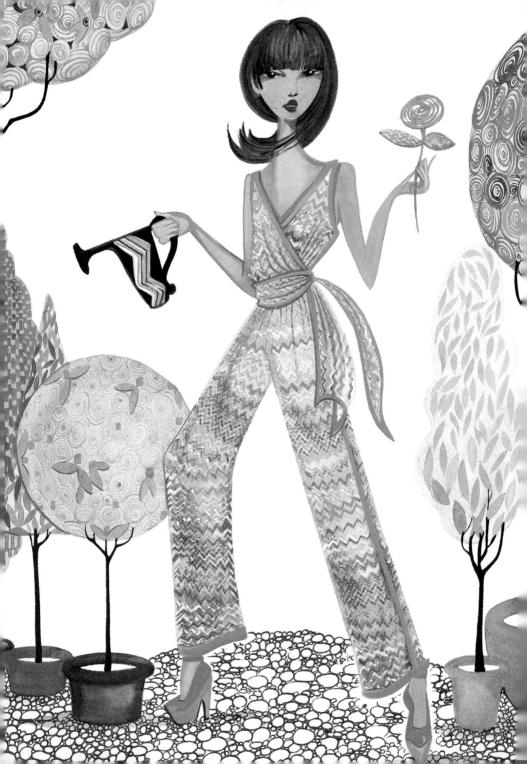

87.
Tejido Missoni

CUANDO UNA MUJER sale con un Missoni, la mayoría de las otras mujeres instantáneamente lo detectará y la envidiarán. Esta reacción es de esperarse. Y después se concentrarán en mirar desde más cerca para ver cuántos estampados y colores y telas fue capaz de poner Missoni en una sola prenda asombrosa. Es un artículo de belleza, realmente. Es muy probable que tenga rayas combinadas con zigzags, algodón mezclado con piel. Lana, rayón, lino y seda. Dibujos florales y geométricos. Las combinaciones son infinitamente brillantes. Los diseños de Missoni se distinguen por la combinación inesperada y única de dibujos, estampados y colores diversos. Nada está prohibido cuando se trata de un Missoni, y esa es la razón por la que son famosos, reconocidos y admirados en todo el mundo.

Hay ciertas prendas de diseñadores que son inconfundibles, inolvidables e inigualables. No hay comparaciones y, además, dichas prendas nunca se devalúan. Un tejido Missoni definitivamente satisface esa descripción. ¿Puedes comprar otros vestidos tejidos? Por supuesto. ¿Pero podrán mantenerse al día por diez, veinte o treinta temporadas? Probablemente no.

Rosita Missoni expone perfectamente su concepción de lo que crean cuando dice: "Nuestra filosofía desde que entramos en el negocio ha sido que una prenda de ropa debería ser como una obra de arte".

Cada vez que me pongo un Missoni, realmente me siento como una obra de arte. Y toda mujer merece, en algún punto cuando tiene puesto algo hermoso, sentirse así de bien.

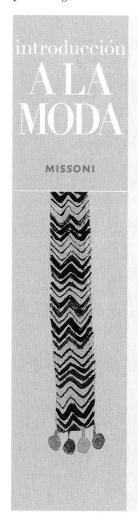

introducción
A LA
MODA

MISSONI

La compañía fue fundada por Ottavio ("Tai") Missoni y su esposa, Rosita, en 1953, el año en que se casaron. La pareja se conoció en las Olimpíadas de 1948. Ottavio había diseñado los conjuntos deportivos para el equipo nacional italiano (nota al margen: él había sido el campeón italiano en la carrera de los 400 metros en 1938, y en 1948 había sido finalista en los 400 metros vallas). Rosita trabajaba en la fábrica de tejidos de su familia. Los dos se encontraron en Wembley, Londres, se casaron cinco años después y unieron fuerzas para crear artículos de punto (el punto fuerte de Rosita) con diseños locos y coloridos (creación de Tai). Su fama fue solidificada cuando en 1967 fueron invitados a exponer en el Pitti Palace en Florencia. A último momento, Rosita les dijo a sus modelos que se quitaran los sostenes porque se traslucían a través de las finas blusas. Las blusas se volvieron transparentes bajo las luces y causaron una sensación. Los Missoni no fueron invitados el año siguiente.

Ahora, más de cuarenta años después, la compañía Missoni sigue siendo tan impactante como siempre. Nunca ha perdido su sentido de diversión, vitalidad y juventud. Tal vez esto suceda porque el negocio familiar sigue atrayendo a las generaciones de Missoni más jóvenes a la enloquecida mezcla. Ahora es Angela Missoni quien está encargada de todo, y su hija, Margherita, es una de las muchachas más elegantes, llevando adelante el nombre y la tradición Missoni.

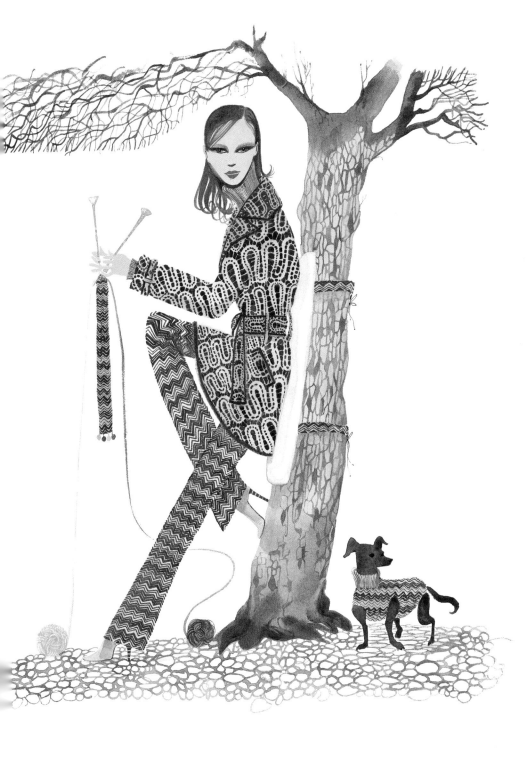

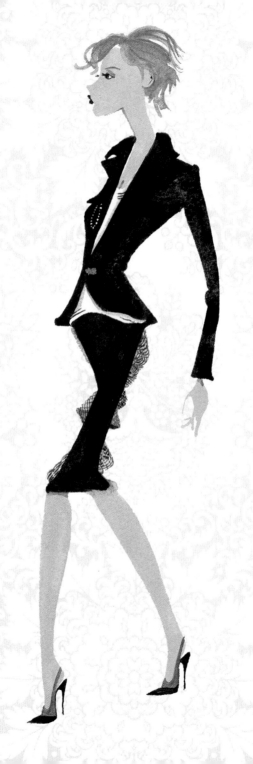

88.
Traje

E L TRAJE SE trata de la sofisticación de líneas elegantes. Y aunque muchos hombres deben usar uno todos los días, las mujeres tienen permiso para elegir cuándo ponérselo. Eso hace que se vea impactante cuando una mujer lleva uno puesto. El truco es usarlo con una camisola de encaje debajo de la chaqueta del traje, una camiseta blanca lisa o nada, y después hacer de las tuyas con las alhajas, el cabello y el maquillaje. Y, por supuesto, acompaña el traje con los perfectos zapatos de tacón aguja. Estos toques decididamente femeninos le permiten a la mujer adueñarse del traje, y no dejar que el traje se adueñe de la mujer.

Mi padre solía decir:
"Deja que te vean a ti y no al traje
—eso es secundario".

CARY GRANT

A TRAJEARSE

- La forma moderna, con estilo, de lucir un traje es separándolo. Ponte la chaqueta con *jeans* o la falda con una camiseta sin mangas o de manga corta.
- Como siempre, asegúrate de que esté entallado perfectamente para ti. Nada le gana a una gran confección.
- Cuando compres un traje para el trabajo, elige uno que pueda funcionar de modo más divertido fuera de la oficina. La doble función será realmente efectiva a la hora de calcular costos a largo plazo.
- Si debes usar un traje tradicional para la oficina, personalízalo con alhajas, etc. Siempre, siempre, personalízalo. ¡Hazlo tuyo!

SECRETOS DE LA INDUSTRIA:
DÓNDE COMPRAR

- Chanel es la inversión eterna.
- Dolce & Gabbana y Alexander McQueen hacen las versiones más excitantes.
- Ralph Lauren y Giorgio Armani son para el *look* más clásico.

89.
Traje de baño de una pieza

꩜

E L BIQUINI SE ha vuelto un favorito de la moda, pero hay ocasiones en las que un biquini no funciona. Para esos momentos un traje de baño de una pieza (o malla, si somos precisas) es tan fundamental como el vestidito negro. Te puede hacer lucir más delgada, cubrir áreas que pueden no estar listas para el biquini o áreas de la sección central del cuerpo que todavía no han sido besadas por el sol. Obviamente es la opción a elegir si te estás yendo de vacaciones después de Acción de Gracias o de una celebración de Año Nuevo. Hasta la mejor de nosotras se saltea Pilates de vez en cuando.

¡QUÉ OPCIONES!

- Busca un traje de baño todo negro. Siempre te hará lucir más delgada y elegante. Si lo puedes encontrar con un cinturón o combinarlo con uno de tu propia elección, mejor aún.
- Un traje de baño de una pieza todo blanco puede hacerte lucir más delgada y elegante también —simplemente asegúrate de que no se transparente. Muy de mal gusto.
- Busca trajes de baño afuera de la temporada de verano. Esto te ahorrará el estrés de tener que comprar uno que

puedes llegar a necesitar esa misma tarde y/o fin de semana.

· Encuentra a diseñadores favoritos bajo biquini (#8).

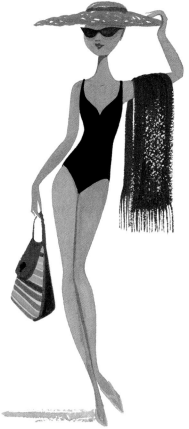

OBSESIÓN POR EL GUARDARROPA: TRAJES DE BAÑO ERES

Los trajes de baño Eres han sido una institución francesa desde 1968, y los especialistas en moda los han estado trayendo desde Paris por décadas. El atractivo del traje Eres es que el material es lo más liviano posible, se moldea al cuerpo como una segunda piel y el corte tiene la virtud de disimular mágicamente cualquier defecto. Está diseñado impecablemente para ser tanto favorecedor como moderno, y cada temporada la compañía saca un traje que con seguridad será el que la celebridad más cotizada elija, lo que significa que la prenda estará totalmente agotada el mismísimo día siguiente. Afortunadamente, ya no tienes que pertenecer al círculo de la moda y tener un boleto de avión a París para ponerle las manos encima a uno de estos trajes. En 2000, Eres se lanzó en los Estados Unidos y desde entonces se ha convertido en un verdadero favorito entre las mujeres americanas.

90.
Vans

⬥⬥⬥

HAY UNA FUERTE división entre Converse y Vans. La costa Este dice Converse, la costa Oeste dice Vans. ¿Por qué no ambos? Vans son los tenis para vestir cuando quieres lucir con la onda California. El beneficio de Vans es que la compañía te permite pedirlos según tus requisitos, de modo que sean exclusivamente tuyos.

SKATER CHIC

- Definitivamente busca la opción personalizada. Sé única —Regla de Oro.
- Úsalos con vestidos súper informales en el verano para lograr el *look* de la chica californiana.
- Úsalos para agregar instantáneamente un *look* moderno, de cultura urbana, al más acartonado de los atuendos (ver traje #88).

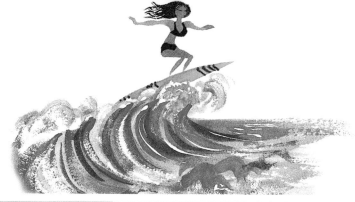

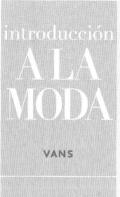

introducción
A LA MODA

VANS

Los Vans fueron creados en los años sesenta y son lo que se dice una leyenda. Fue la comunidad *skaters* de la costa Oeste la que proveyó a la compañía de seguidores de culto. Los *skaters* en Manhattan Beach y Santa Mónica comenzaron a entrar a las tiendas y pedir pares hechos por encargo (la compañía es famosa por sus servicios de producción por encargo), y pronto cada *skater* (y *surfer*) de toda la costa de California tenía un par de Vans. Después, en los ochenta, los Vans tuvieron su gran momento cuando una pequeña película llamada *Fast Times at Ridgemont High* llegó a los cines. Spicoli (Sean Penn) llevaba su par a cuadros a cualquier lado que fuera y en semanas la compañía estaba produciendo millones de pares de Vans.

Lo único que necesito son algunas olas deliciosas, estar colocado y estoy bien.

JEFF SPICOLI EN *FAST TIMES AT RIDGEMONT HIGH*

91.
Vestidito blanco

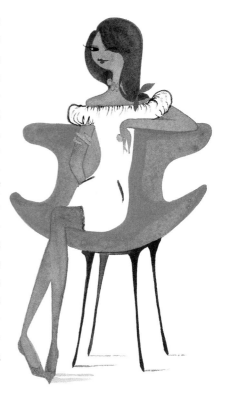

E L VESTIDITO BLANCO no recibe tanta atención como el vestidito negro, y es una pena. Todas necesitamos un vestidito blanco. Después de todo, ¿qué más podría usar una chica cuando vuelve de sus vacaciones, para lucir su bronceado y provocar envidia? El vestidito blanco es el héroe olvidado del departamento de los vestidos. Y es el mejor vestido para darle la bienvenida al verano y para ponerse en el invierno y mostrar que jamás en tu vida haz seguido la clase de regla que dice "nada de blanco después de Labor Day". Aunque es aconsejable no pedir salsa roja ni vinos tintos cuando tienes puesto un inmaculado vestido blanco. Un accidente mientras que estás vestida de blanco no es un accidente, sino un desastre trágico.

NOCHES BLANCAS

- Pruébate un zapato dorado, plateado o color piel con el vestidito blanco.
- Sacude todas las asociaciones con la inocencia y la pureza y usa alhajas atrevidas (una gargantilla dorada en forma de serpiente, un brazalete inesperado o un anillo de cóctel descaradamente grande).

Tenía puesto un vestido blanco.

Llevaba una sombrilla blanca.

La vi sólo por un segundo. Ella no me vio.

Pero apuesto a que no ha pasado un mes desde

entonces en que no piense en esa chica.

CITIZEN KANE

92.
Vestidito negro

A MENUDO, EL VESTIDITO negro encuentra a una chica cuando ella no lo está buscando. Si ella se propone embarcar en "la misión del perfecto vestidito negro" él puede serle esquivo durante toda una tarde. Pero si ella está camino a un perezoso *brunch* de domingo, lo más probable es que el vestidito salte sobre ella desde la vidriera de una tienda. Sin importar el costo, ella debería comprarlo. Puede ser H&M o puede ser Alaia. El precio es algo inmaterial, dado que siempre estará justificado por las reglas de la matemática de la moda: el costo dividido por el número de veces que será usado equivale a invalorable. Estará allí ocasión tras ocasión, década tras década.

DE VUELTA AL NEGRO

- Elige el mejor material que puedas encontrar (no todos son creados iguales) y nada demasiado ceñido ni demasiado brillante.
- Considera a tu vestidito negro como una tela en blanco en lugar de un último recurso. Exige ser acompañado por accesorios y adornos.
- Para evitar ser acusada de tener demasiada cautela, ten

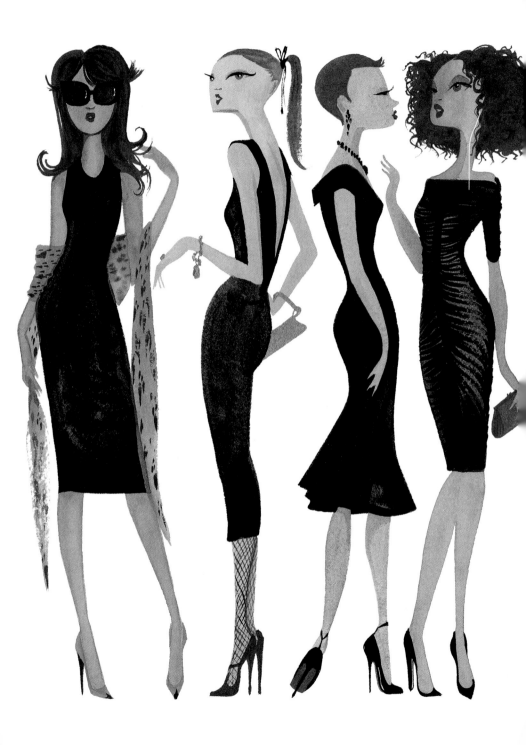

presente agregar una pizca de audacia (un par de peligrosos zapatos de tacón aguja, joyas llamativas, etc.), y asegúrate de que te realce tus mayores atractivos.

- Recuerda, la razón por la cual esta prenda sencilla es tan perdurable es porque comprende la esencia del estilo: dar un paso atrás y dejar que la mujer brille. Entonces, ¡brilla!
- Se dice que necesitas sólo uno, pero un mínimo de dos es una mejor pauta.
- Asegúrate de que te permita bailar.

GRANDES MOMENTOS EN VESTIDITOS NEGROS

- 1961: Audrey Hepburn (¿hace falta repetirlo?) lleva puesto el célebre vestidito negro Givenchy en *Breakfast at Tiffany's*.
- 1972: The Hollies hacen el debut de su hit "Long Cool Woman in a Black Dress" ("Larga mujer *cool* con un vestidito negro"). *Esa mujer larga y* cool *lo tenía todo...*
- 1986: El video de Robert Palmer "Addicted to Love" sale al aire por MTV, mostrando modelos con vestiditos negros. El mundo —especialmente el mundo de la moda— se babea.
- 1986: Cher concurre a los Oscars en un impactante modelito de Bob Mackie que provoca escándalo. ("Como pueden ver, recibí el memo de la Academia sobre cómo vestirme como una actriz seria".) Este pequeño vestidito negro tuvo

introducción
A LA
MODA

EL VESTIDITO
NEGRO

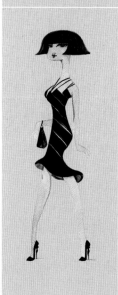

Tal como lo mencioné en mi primer libro, *El libro de la moda*, la historia de la moda le reconoce a Coco Chanel el mérito de inventar el vestidito negro en 1926. Sin embargo, las mujeres usaban vestiditos negros desde mucho antes. Debería remarcarse, sin embargo, que no fue hasta los años veinte que el vestidito negro se volvió una declaración de moda y no simplemente un vestido práctico o de luto. Y eso, debemos reconocérselo a Mme. Chanel. Ella insistía en eso. Podría haber dicho que sabía acerca del poder del vestido negro antes que nadie, y podría estar en lo cierto. Cuando Paul Poiret se acercó a ella mientras llevaba una de sus primeras creaciones de vestiditos negros, le preguntó: "¿Por quién está de luto, Señora?" Ella le respondió con picardía: "Por usted, Señor". Resultó ser que ella sabía de qué estaba hablando.

Y también deberíamos reconocerle a Mme. Chanel la presentación del apodo "vestidito negro" mientras criticaba a su rival en la moda, Elsa Schiaparelli. "Scheherazade es fácil", decía. "El vestidito negro es difícil".

Claramente, Mme. Chanel no era una mujer con la que se jugaba, razón por la cual, después de mucha reflexión e investigación, le daré el beneficio de la duda. Sí, el vestidito negro ha existido por siglos, pero mientras que antes era una prenda práctica y solemne, ahora es una señal segura de poder y sensualidad. Y eso, se lo podemos agradecer a Mme. Chanel.

mucho que ver en demostrar cuán diverso puede ser el concepto del vestidito negro.

- 1994: Elizabeth Hurley va a la premiere de *Four Weddings and a Funeral* luciendo un vestidito negro de Versace, sujeto con alfileres de gancho. Su carrera se dispara.

- 1994: La Princesa Diana sale en ese memorable vestidito negro la noche en que el Príncipe Carlos hace ese memorable anuncio.

- 1996: U2 hace el debut de la canción "Little Black Dress" ("Vestidito negro"), alabando en su letra el poder de la prenda. *Aquí viene ella como una niña con un arma...*

- 2006: El vestidito negro de *Breakfast at Tiffany's* se vende en una subasta por 467.000 libras (aproximadamente $920.909).

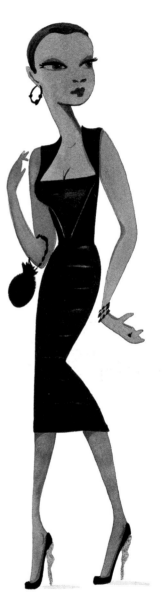

Cuando el vestidito negro es el correcto,
no hay ninguna otra cosa que
se pueda vestir en su lugar.

WALLIS SIMPSON, DUQUESA DE WINDSOR

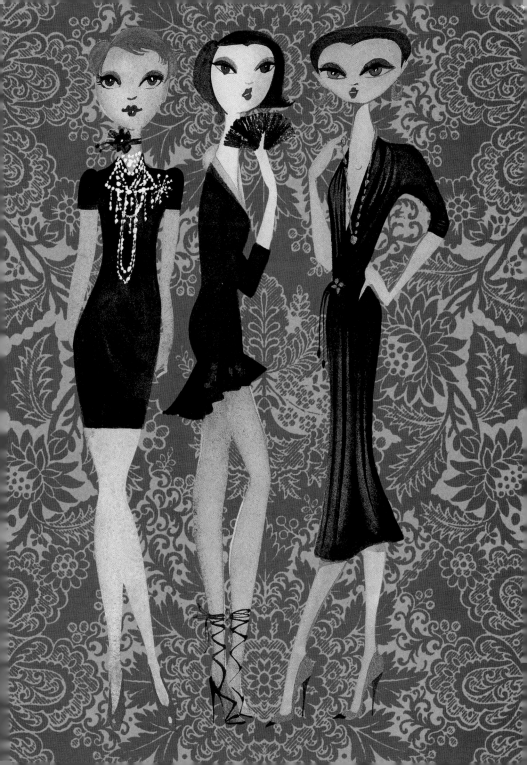

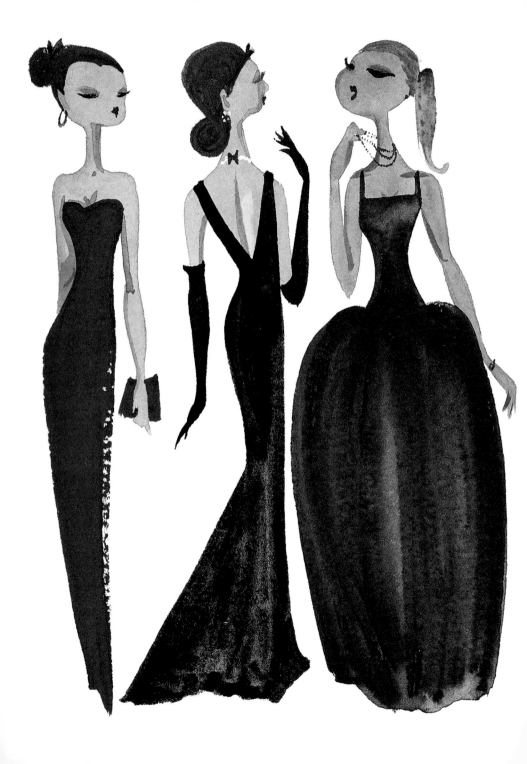

93.
Vestido de fiesta

⟨⟨⟨⟩

VER A LAS mujeres famosas luciendo sus vestidos de fiesta sobre la alfombra roja se ha vuelto una especie de deporte. Todos comentamos, juzgamos y elogiamos o endiosamos. Pero cuando la situación nos toca a nosotras, cuando somos nosotras las que tenemos que ir a algún evento que requiere vestido de fiesta, a menudo entramos en un estado de terror. Esa es la razón por la que deberías comprar un vestido de fiesta cuando no lo necesitas. Típicamente, buscamos un vestido de fiesta sólo cuando tenemos que ir a algún lugar. Entonces estamos en la tortuosa situación de la *caza de vestido de fiesta bajo presión.* Después de algunas horas de búsqueda, generalmente bajaremos los brazos derrotadas y gastaremos demasiado en un vestido que ni siquiera nos vuelve locas.

La chica más lista nunca deja de revisar los vestidos de fiesta en las liquidaciones. Si ve uno que le encanta, lo compra. No importa si no tiene eventos de etiqueta por delante. Ella sabe que la invitación llegará —y cuando llegue, es mejor tener un vestido de fiesta esperando en los bastidores.

LAS OPCIONES CLÁSICAS PARA CADA TIPO DE CUERPO

- SIN TIRAS. Si tu pecho y brazos son tus mejores virtudes.
- COLUMNA. Para la alta y delgada.
- CORTADO AL BIES. Para el cuerpo curvilíneo, femenino.
- DIOSA. Para todas.

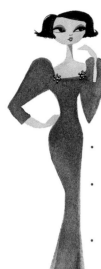

LA BÚSQUEDA DEL VESTIDO DE FIESTA ESPECTACULAR

- Opta por una tela para todo el año como chiffon, crepe liviano o seda o satén livianos.
- Evita cualquier detalle que haga que el vestido quede fuera de moda. Demasiadas cuentas, volantes, colores, estampados.
- Elige colores oscuros o neutros que puedan usarse una y otra vez (sólo cambia los accesorios cada vez que lo vistas).
- La opción más favorable para la figura, un vestido cortado al bies en chiffon o satén (bies es un corte que sigue la línea del cuerpo y es más fácil de lucir que un vestido de corte recto).

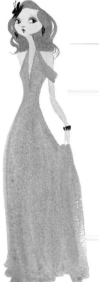

El vestido de una mujer debería ser como
una cerca de alambre de púa:
cumple su función sin obstruir la vista.

SOPHIA LOREN

94.
Vestido de línea A

U N AUTÉNTICO VESTIDO de línea A es más angosto en la parte de arriba y se hace ligeramente más ancho hacia la parte de abajo, asemejándose a la letra A, de ahí su nombre. Este es el tema con el vestido de línea A: funcionará para ti en tu mejor día. Funcionará para ti en tu peor día. Funcionará cuando no sepas qué ponerte, para todas las ocasiones y para todo tipo de clima. Y en cualquier circunstancia, favorecerá tu figura. Mira todo lo que ofrece un solo artículo de moda. Aún más, exige tan poco a cambio, sólo unos pocos accesorios audaces, un gran par de zapatos y tal vez un par de medias de Nylon, dependiendo la época del año. Pero eso es todo. Es un vestido sin vueltas y al grano, y tal vez esa sea la razón por la que fue un vestido que ninguna mujer podía dejar de tener en los años sesenta, cuando la diversión y la libertad de espíritu preponderaban sobre la formalidad y la estructura de la década anterior.

Toda chica a la moda tenía un arsenal de estos vestidos en su guardarropa —Twiggy, Penélope Tree, Edie Sedgwick, Mary Quant, Jean Shrimpton. Ellas eran las Kate Mosses de esos días. Si buscas imágenes de estas mujeres en Google, siempre aparecerá una foto de ellas con un vestido de línea A en la primera página. A menudo tienen puesto un vestido de línea A con un estampado llamativo o de colores brillantes con botas o zapatitos chatos. Sus accesorios son siempre increíbles. El vestido de línea A se convirtió en el uniforme

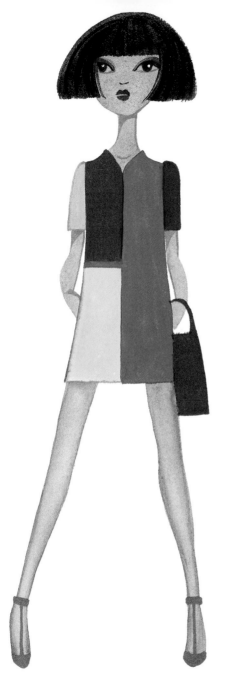

no oficial de los años sesenta, y la razón por la que este vestido aún hoy debería estar en el guardarropa de toda mujer es que es tan condenadamente favorecedor. Coman, señoras, porque siempre disponen del vestido de línea A.

Con un buen vestido de línea A, la tela fluye sobre defectos o imperfecciones visibles. No importa el día, la estación del año, el vestido de línea A te hará lucir y sentir a la moda siempre, fabulosa y perfectamente capaz de mantenerte al nivel de Twiggy y su pandilla.

PONTE EN LÍNEA

- Siempre es aconsejable tener un vestido de línea A negro en tu repertorio como un vestido "por las dudas". Como, por si te invitan a cenar o a salir de improviso y sólo tienes cinco minutos para prepararte.
- El vestido es perfecto para usarlo en el verano con sandalias ($^{\#}77$) o en invierno con botas de caña alta ($^{\#}16$). Un vestido para todas las estaciones, ciertamente.
- Para un gran contraste, ponte un vestido de línea A blanco con tus medias opacas negras (ver $^{\#}57$). El *look* es siempre juvenil y pícaro.
- Si realmente quieres ser osada, ponte un vestido de línea A de color brillante con medias de color brillante, como una auténtica chica *mod* de los años sesenta.

La mujer con estilo viste su ropa.
La ropa nunca la viste a ella.

MARY QUANT

introducción
A LA
MODA

TIPO A

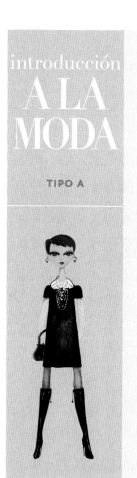

Christian Dior creó el vestido de línea A en 1955, un estilo que había adaptado del más extremo vestido trapecio de Cristóbal Balenciaga. Dior cortó mucho del exceso de tela de los lados y creó una silueta que era más estilizada pero que, a pesar de ello, todavía calzaba holgado sobre el cuerpo. En los años cincuenta, las mujeres estaban acostumbradas a vestir diseños más ceñidos y que acentuaban más la cintura, y el vestido de línea A no se parecía a eso en absoluto. Al principio, las mujeres rechazaron este nuevo estilo de vestido, su forma, su informalidad. ¡No habían estado haciendo dieta para nada! Pero en los años sesenta, cuando las chicas estaban ansiosas por liberarse de las restricciones de todos esos diseños tan pendientes de la cintura, el vestido de línea A comenzó a despegar. Cuando mujeres como Twiggy y Jackie O. se volvieron fanáticas, el vestido de línea A obtuvo todo el aval de las celebridades que necesitaba para asegurarse su reputación en los anales de la historia de la moda.

95.
Vestido envolvente

～✦～

E N LOS AÑOS setenta, Diane Von Furstenberg hizo el supremo vestido envolvente para las mujeres de todas las formas y tamaños. Si hay un vestido diseñado con la intención de favorecer la figura de la mujer, es el vestido envolvente. Abraza todos los lugares correctos y cae con un drapeado sobre los otros. Y la faja que ajusta la cintura nos permite jugar con ella hasta que quede puesto como debe ser. Podemos ser nuestro propio sastre cada vez que nos lo ponemos. Cuando te pongas el vestido envolvente, sé tu propia estilista osada, ya que el vestido es una prenda que nunca pasa de moda con la que se supone que se debe jugar.

¡A ENVOLVERSE!

- Cómpralo en jersey, el material original del vestido, ya que es el mejor material para un abrazo que realza las curvas.
- Cómpralo con un estampado para darle un poquito de estilo. Es un vestido eterno, de modo que el estampado y los colores pueden ser tan extravagantes como quieras.
- Prueba usarlo con botas o zapatos de tacón aguja, y tal vez incluso considera la posibilidad de ponértelo con *jeans*. El punto es, pruébatelo con cualquier cosa.

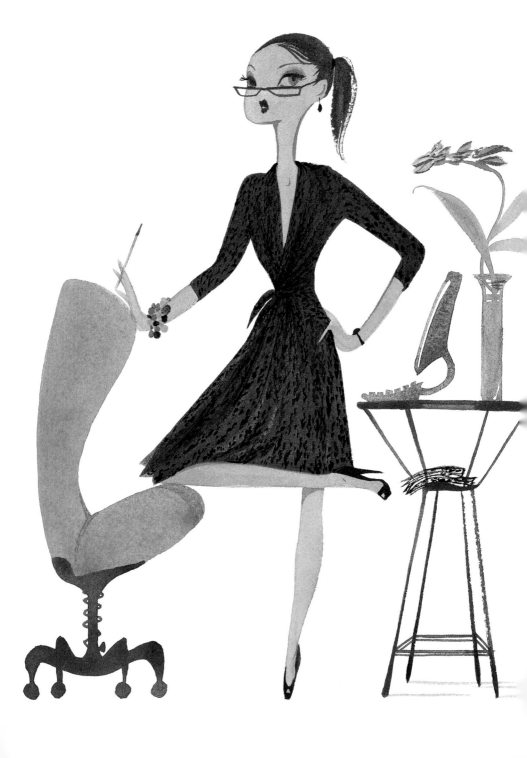

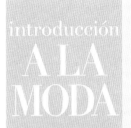

introducción
A LA MODA

**DIANE VON
FURSTENBERG**

En los años setenta, Diane Von Furstenberg trabajaba en una pequeña fábrica y comenzó a experimentar con jersey y unas pequeñas blusas envolventes para bailarinas. Después se le ocurrió la idea de convertir esas blusas en vestidos enteros, y nació la idea. En 1975, vendió cinco millones de sus vestidos envolventes y aterrizó en la cubierta de *Newsweek* y el *Wall Street Journal*: "Yo diseño para la mujer a la que le encanta ser mujer" dijo, y puedes comprobar por la forma y función del vestido envolvente que realmente lo cree. Cada aspecto sirve para realzar el cuerpo de una mujer. A principios de la década del ochenta, dejó de diseñar y se concentró en varias otras empresas (cosméticos, por nombrar una), pero en 1997 regresó a nosotras, y ahora no tenemos que pelearnos por invalorables hallazgos *vintage* (aunque yo todavía lo haré si veo uno que tengo que tener).

La vida es un riesgo.

DIANE VON FURSTENBERG

96.
Vintage

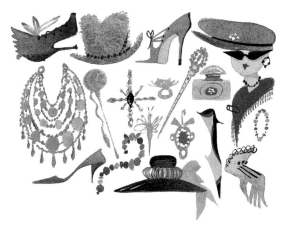

L AS PRENDAS *vintage* son una forma fantástica de agregar un estilo personal a un guardarropas y distinguirte del rebaño. Nadie tendrá ese mismo vestido o abrigo que conseguiste en la tienda de segunda mano o de venta a beneficio local. Nadie. La otra ventaja de comprar *vintage* es que puedes encontrar una gran cantidad de prendas de diseñadores a precios realmente reducidos. Si conoces tu historia de la moda, sabrás qué etiquetas y qué prendas buscar (una chaqueta de esmoquin YSL, un vestido de línea A Courrèges, un estampado Pucci o Missoni). De todos modos, definitivamente hay dificultades cuando se compra *vintage*. Una debe siempre tener presentes estas dificultades, porque caer en una de ellas puede hacerte ir de chic a barato en segundos.

- La condición de la prenda debe ser perfecta. Sin enganches, manchas ni decoloraciones. Esa es la diferencia entre lucir fabulosa o lucir gastada.
- La prenda debe quedarte bien puesta, o al menos debe ser lo suficientemente grande de modo que el sastre pueda hacer que te luzca bien. Nunca compres demasiado pequeño.
- Un vestido *vintage* de diseñador puede encontrarse por muchísimo menos si sabes a quién buscar —Missoni, Pucci, Alaia.
- Es mejor comenzar tu viaje a la compra de *vintage* en la sección de accesorios. Generalmente no puedes equivocarte con joyas o carteras estilo sobre *vintage*.

SECRETOS DE LA INDUSTRIA:
ALGUNAS TIENDAS DE *VINTAGE* FAVORITAS

- Los Angeles: Decades, Paper Bag Princess
- New York: What Goes Around Comes Around
- Miami: Rags to Riches
- Chicago: The Daisy Shop
- Boston: Second Time Around

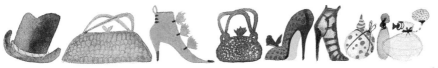

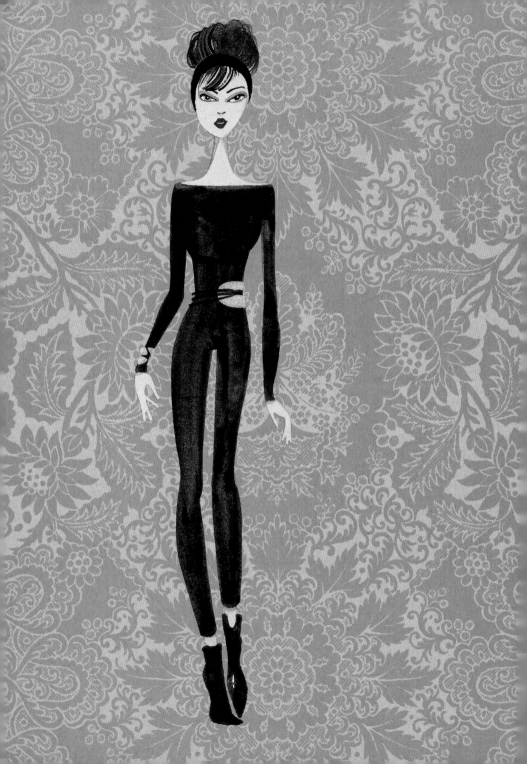

97.
Zapatitos de ballet

UNQUE NUNCA TENDRÁ el poder transformador del tacón alto, un zapatito de ballet es chic y eterno por derecho propio. Es simple y elegante, y sigue siendo uno de los pocos zapatos chatos que el mundo de la moda ha adoptado y adorado. ¡Y es cómodo! Desde la muy sensual Brigitte Bardot hasta la impecable Audrey Hepburn, y toda la amplia gama de estrellas jóvenes de Hollywood, al zapatito de ballet siempre le han correspondido con justicia una gran cantidad de fanáticas y se ha convertido en el zapato al que recurrir en aquellas pocas ocasiones en que un zapato de tacón no es una opción. Pero cuando una muchacha está llegando a la ciudad, es mejor que guarde sus zapatitos de ballet adentro de su cartera, porque toda chica elegante sabe que cuando el sol baja, el tacón sube, y como enseña la gravedad, todas las cosas deben bajar. Y los clásicos zapatitos de ballet estarán esperándote cuando eso suceda.

El único pecado es la mediocridad.

MARTHA GRAHAM

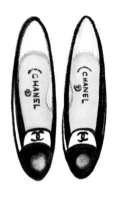

- Repetto es el clásico, original Francés, pero muchas compañías hacen una buena versión. Para un par de altísima calidad, prueba Chanel (con la puntera negra) o Lanvin. Como opción menos cara, fíjate en Gap, J.Crew, Tory Burch, H&M.
- Aunque no puedes equivocarte con un par negro, considera algo divertido también. Busca un color brillante, una piel o un diseño llamativo.

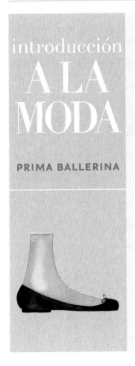

introducción
A LA MODA

PRIMA BALLERINA

Antes de ser actriz, un ícono sensual y de la moda, Brigitte Bardot fue bailarina de ballet profesional. También era una leal y devota fanática de los zapatos de punta. Cuando Bardot firmó el contrato para estar en la película de Roger Vadim de 1956, *And God Created Woman*, le pidió a Rose Repetto que le hiciera un par de zapatitos de ballet para ponerse durante la ahora legendaria escena del mambo. La Señora Repetto, trabajando desde su pequeñísimo negocio sin ascensor de la Rue de la Paix, creó para Bardot un par de zapatitos de color carmesí que la actriz adoró desde el primer instante. Cuando la película se estrenó, Bardot y los zapatitos de ballet se convirtieron en sensación de la noche a la mañana. Un año después, cuando Hepburn se calzó su propio par para la escena de baile en *Funny Face*, los zapatitos nuevamente volaron de la pantalla de cine a las calles. Ahora, cincuenta años después, los mismos zapatitos de ballet que Bardot y Hepburn adoraron son tan deseables como siempre.

98.
Zapatos de tacón aguja

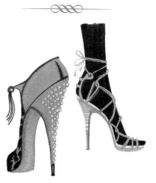

ste zapato es capaz de provocar euforia, admiración, pánico y deuda justificada en la tarjeta de crédito. Nunca puedes tener demasiados zapatos de tacón aguja, y nunca sentirás que tienes los suficientes. Pregúntale a la famosa Imelda Marcos. En 1986, cuando huyó de Filipinas con su dictatorial esposo, llegaron noticias de que dejaba atrás tres mil pares de zapatos en su guardarropa. (Ella dijo después que había dejado sólo mil sesenta, pero ¿quién los cuenta?). Una gran parte del mundo eludió el asunto —pero debo confesar que yo quería conocer a esa mujer, porque creo que hizo realidad la fantasía del zapato por la que la mayoría de las mujeres mataríamos. Más precisamente, yo quería ver su colección de zapatos de tacón aguja. El ser completo de una mujer puede ser comprendido a través de los tacones que le gustan.

Incluso más, el zapato con tacón aguja ayuda a definir la curvatura de la pierna de una mujer y ofrece altura, seguridad en sí misma y descaro. Una mujer con los zapatos de tacón aguja correctos es una fuerza con la que hay que vérselas.

Los nombres que oyes una y otra vez todo el tiempo —Manolo Blahnik, Jimmy Choo, Christian Louboutin— los oyes con razón. Ellos saben lo que hacen. Saben cómo crear un zapato eterno, clásico y hacer un tacón de cuatro pulgadas de alto que realmente sea cómodo para caminar. Genios, todos ellos. Pero el genio no es barato. Sé que mucha gente piensa que es ridículo pagar tanto dinero por un par de zapatos. Yo te diré por qué no lo es.

- Calidad, los zapatos caros duran más tiempo y visten mejor.
- Nunca te dejarán renqueando en la calle.
- Te sentirás increíble cada vez que te los calces.

CÓMO CAMINAR CON ZAPATOS DE TACÓN AGUJA

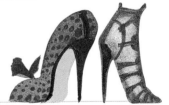

1. Practica.
2. Practica.
3. Practica.

¿Cuántos pares de zapatos necesitas?

LOS HOMBRES

99.
Zapatos Mary Jane

H AY UN FACTOR Lolita en los zapatos Mary Jane que los hace absolutamente deseables. Es, después de todo, el zapato que todas usamos de niña, pero cuando se le pone un tacón y una terminación en punta, se vuelve algo completamente diferente. Aparece dulce y *sexy* a la vez. Hace susurrar a los admiradores: "Oh, qué adorable", pero también, "Oh, qué increíble".

Todas las temporadas hay alguna versión codiciada de los zapatos Mary Jane. Los mejores son los de Manolo Blahnik, Christian Louboutin… y Christian Louboutin. Miuccia Prada también tiene una versión que se muestra en la pasarela. Pero si quieres invertir en un zapato Mary Jane, busca el Manolo Blahnik con el tacón aguja y la terminación en punta. Causó frenesí cuando se creó, se volvió imposible de encontrar y todavía se lo considera el definitivo Mary Jane.

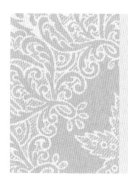

DATOS DIVERTIDOS

El zapato Mary Jane se volvió famoso en los años veinte y treinta, cuando se levantaron los ruedos y se comenzó a poner más énfasis en los zapatos. Se convirtieron en un favorito porque lucían tan maravillosos y podías bailar con ellos, una característica imprescindible en los años veinte.

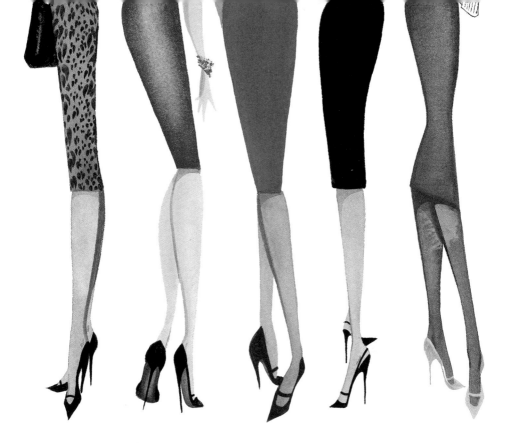

ABROCHADAS

- Son mejores en charol, pero ¿por qué no probar tercio-pelo o un estampado de animal?
- Deberían tener un poquito de distinción. Un tacón alto hasta el cielo y una terminación en punta, tal vez tachue-las. No pueden ser puramente dulces y recatados.
- Es mejor si la tirita es fina, de modo que no corte la pierna.

introducción
A LA
MODA

¿QUÉ HAY EN UN NOMBRE... ?

El nombre viene del personaje de la tira cómica Buster Brown, Mary Jane, que usaba zapatos abrochados con tiritas. El hermano de Mary Jane, Buster Brown, también le dio nombre a un estilo de zapatos.

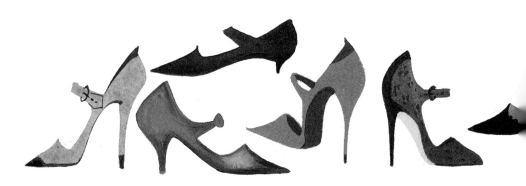

¿Sabes qué son estos?
Mary Janes de Manolo Blahnik.
¡Pensé que eran solo una leyenda urbana!

CARRIE BRADSHAW

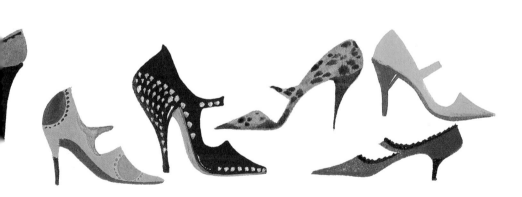

100.
Zapatos para conducir

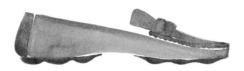

LOS ZAPATOS PARA conducir significan una cosa: tiempo libre. Casi siempre se ven en los largos viajes en avión y en los fines de semanas en Nantucket. Son sumamente cómodos y son la opción más a la moda para los mocasines. Siempre lucen increíbles cuando se usan con *jeans* blancos o pantalones caquis y una camisa blanca de hombre (ver #23) recién planchada —lo cual constituye un conjunto fabulosamente *WASP*-chic. Inicialmente fueron zapatos para hombre, y ellos generalmente los usaban para conducir hasta las fiestas de etiqueta, y se los cambiaban cuando llegaban. Si quieres ser literal en estas cosas, me imagino que podrías hacer eso —en general yo sugiero taxis. ¿Quién puede hacer entrar un par de zapatos para conducir en su cartera estilo sobre?

También llamados zapatos para auto, son zapatos livianos con sus raíces en el mocasín. El zapato para conducir se diferencia por los minúsculos refuerzos de goma en las suelas, que tenían por intención lograr adherencia mientras se conducía. El primer zapato para conducir fue patentado en 1963 por Gianni Mostile, que tenía pasión tanto por los zapatos como por los autos de carrera. Los íconos de estilo como JFK y Roberto Rossellini lanzaron los zapatos para auto como ropa de calle.

SUELAS SOBRE RUEDAS

- Pruébalos en colores brillantes, fuertes en el verano.
- Procura que los logotipos o los apliques sean mínimos.
- Busca estampados de animal inusuales o pieles exóticas.
- Para darte un gusto, consíguelos de gamuza color caramelo. Lucen increíbles con piernas bronceadas.
- Recuerda: lucen mejor cuando están muy usados.

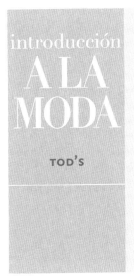

introducción
A LA MODA

TOD'S

Tod's, la compañía italiana conocida por su lujoso zapato para conducir, realmente tiene una gran deuda de gratitud a la buena y vieja elegancia *preppy* americana. El hijo del renombrado zapatero, Diego Della Valle, visitó por primera vez los Estados Unidos en 1978, y quedó encantado con la forma en que los americanos "pasaban los fines de semana" con ropa chic, pero informal. "Los fines de semana en Estados Unidos eran informales", decía. "En Italia, el fin de semana era muy formal. Llegué a comprender que los fines de semana tienen que ver con el tiempo libre, y que uno podía usar productos de buen gusto y calidad que no fueran tan formales". Entonces, presentó la idea de un zapato de lujo informal y así nació el clásico zapato para conducir de Tod's.

DATOS DIVERTIDOS

El nombre J.P. Tod's fue tomado de la guía telefónica de Boston de 1978 porque sonaba bien en todos los idiomas.

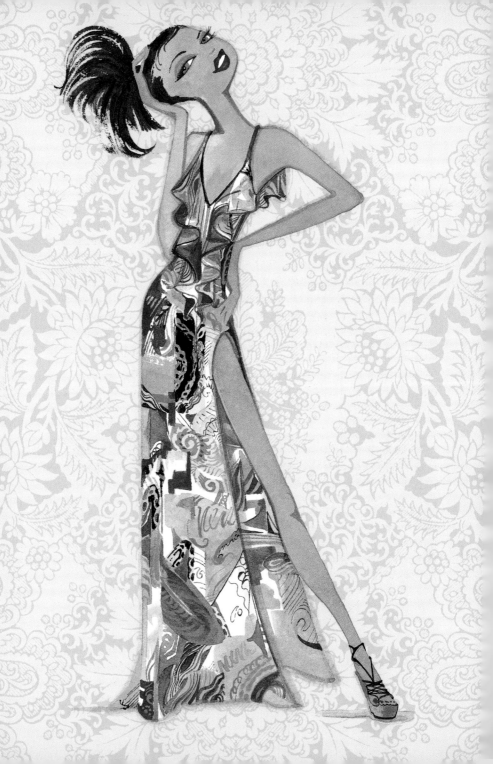

Palabras de despedida......

LOS CICLOS DE la moda de hoy se están volviendo más breves y terriblemente rápidos. Hay más tendencias y más opciones, y parece que siempre estamos bajo presión para mantenernos al día. Calma. No te conmuevas por esas distracciones de la moda. No seas la mujer que queda atrapada en las modas pasajeras. Deberías ser la mujer que tiene un estilo personal y que no tiene miedo de lucir sus cien prendas favoritas en forma repetida (mientras incorpora algunas modas pasajeras aquí y allá para divertirse). Recuerda, la repetición es una señal de estilo. Hay un nombre para las mujeres que usan un nuevo atuendo todos los días: víctimas de la moda.

Cuando cambias tu *look* tantas veces, da la sensación de que estás confundida. También te niegas a ti misma cualquier posibilidad de desarrollar un estilo que sea tu sello distintivo. En cambio, cuando inviertes en prendas que amas y que amarás temporada tras temporada, estas prendas se vuelven tuyas. Y cuando vistes esas prendas una y otra vez —el collar reliquia de tu madre, tu vieja chaqueta Chanel, tu vestidito negro favorito— ellos se vuelven parte de ti. Le muestran al mundo que sabes quién eres. No eres una víctima de la moda. Eres una mujer original. Comienza a vestirte como tal.

Nina

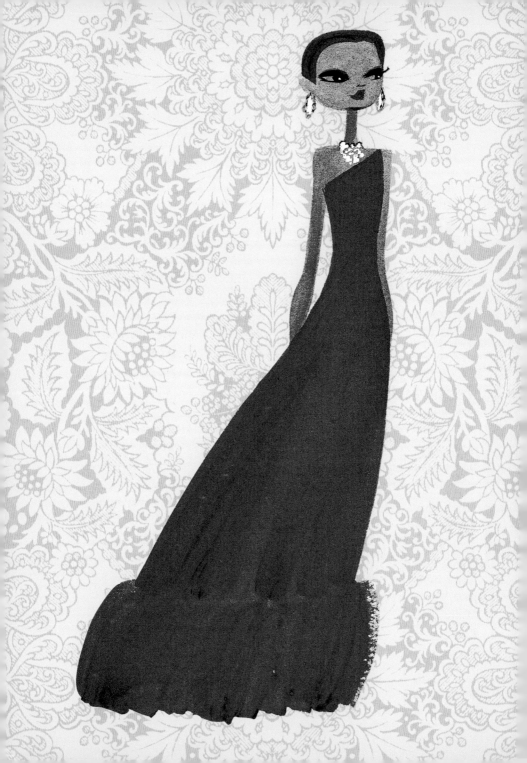

Reconocimientos

GRACIAS A MI familia y a todos mis amigos por su constante inspiración y apoyo. Tengo la fortuna de estar rodeada de la red de personas verdaderamente más talentosas e inteligentes que uno pudiera imaginar.

Ruben Toledo, por sus magníficas ilustraciones. Su talento es un tesoro a escala mundial. Cada detalle es una obra de arte y yo tengo el honor de que mi nombre aparezca junto al suyo. Y, por supuesto, a Isabel Toledo, la mujer al lado del hombre (y siempre luciendo la más fabulosa de las prendas chic —ella es la encarnación de *Los 100 clásicos de la moda*).

Rene Alegria, por su contagioso fervor creativo. Este libro nunca hubiera llegado a existir sin él, sin su paciencia y su amable (¡pero firme!) guía.

Marissa Matteo, con quien trabajar es un placer. Ayudó a que el proceso fuera lo más tranquilo posible, y su cerebro ecléctico es una maravilla de ver en acción.

Shubhani Sarkar es una genia. Punto. Tiene un don y espíritu estéticos que, si estuviera en la moda, sería la envidia de todos.

Todos en HarperCollins por sus interminables días de trabajo para hacer que este libro sea lo que es. En especial, los talentosos Melinda Moore, Amy Vreeland, Grace Veras, Susan Kosto, Lorie Pagnozzi, Carla Clifford, Angie Lee, Felicia Sullivan, Samantha Hagerbaumer, Janina Mak, Andrea Rosen, Paul Olsewski, Michelle Dominguez, Doug Jones, Margot Schupf, Mary Ellen O'Neill y Steve Ross.

David y Lucas Conrad, por darme ganas de llegar a casa... y por darme infinitas excusas para ir al parque. Ellos son mi verdadera inspiración.

Todos en *Project Runway*, todos los concursantes de PR, Bravo, Lifetime y The Weinstein Company, por hacer del programa semejante éxito.

Y finalmente, a la industria de la moda, con su belleza y posibilidades ilimitadas. Creo en lo que hago, en quiénes somos. Nada me hará perder eso de vista.

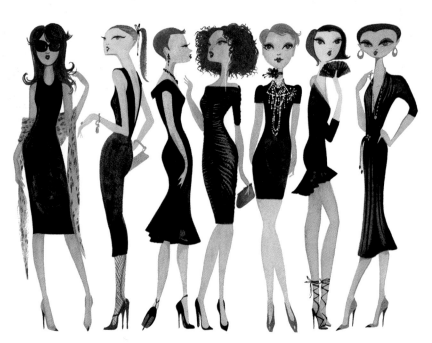